ことばにしてみた

訪問看護の看取り

鈴木 沙織

HOALOHA nurse station 管理者

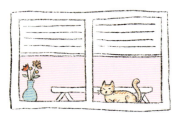
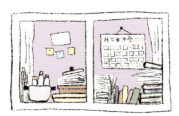
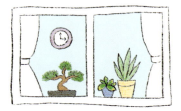
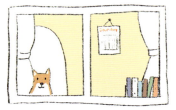

医学書院

鈴木沙織 Saori SUZUKI

HOALOHA nurse station 管理者

東京都中野区出身。東京警察病院看護専門学校卒業後、西東京警察病院にて病棟勤務の経験を積み、出産後は外来勤務へ。病棟で勤務したい！ という気持ちから他院へ転職し、循環器専門のクリニック勤務を経て、2011 年、訪問看護師になる。

その後、運に身を任せつつ紆余曲折を繰り返しながら、医療特化型デイサービス管理者、訪問看護ステーション主任などの経験を経て、2021 年、東京都東村山市に HOALOHA nurse station を開業。HOLOHA は、大好きなハワイの言葉で「大切な仲間」。

介護キャリア段位制度アセッサー資格、医療的ケア教員資格取得。さらに医療フットケアスペシャリスト認定を取得するなど、訪問看護の幅を広げるべく日々精進中。

ことばにしてみた 訪問看護の看取り

発　　行　　2025 年 3 月 1 日　第 1 版第 1 刷Ⓒ

著　　者　　鈴木沙織
すずき　さおり

発行者　　株式会社　医学書院

　　　　　　代表取締役　金原　俊

　　　　　　〒113-8719　東京都文京区本郷 1-28-23

　　　　　　電話　03-3817-5600(社内案内)

印刷・製本　アイワード

本書の複製権・翻訳権・上映権・譲渡権・貸与権・公衆送信権(送信可能化権を含む) は株式会社医学書院が保有します.

ISBN978-4-260-05772-1

本書を無断で複製する行為(複写, スキャン, デジタルデータ化など)は, 「私的使用のための複製」など著作権法上の限られた例外を除き禁じられています. 大学, 病院, 診療所, 企業などにおいて, 業務上使用する目的(診療, 研究活動を含む)で上記の行為を行うことは, その使用範囲が内部的であっても, 私的使用には該当せず, 違法です. また私的使用に該当する場合であっても, 代行業者等の第三者に依頼して上記の行為を行うことは違法となります.

JCOPY 〈出版者著作権管理機構 委託出版物〉

本書の無断複写は著作権法上での例外を除き禁じられています. 複写される場合は, そのつど事前に, 出版者著作権管理機構 (電話 03-5244-5088, FAX 03-5244-5089, info@jcopy.or.jp)の許諾を得てください.

はじめに

　この本を手に取るあなたは訪問看護を始めて間もないか、お看取りの経験が少なく、毎日がんばっているけれど先輩のようにできるだろうかと不安になっている方が多いのではないかと思います。

　私も訪問看護師になりたての頃は、右も左も上も下もわかりませんでした。無知すぎるがゆえに、今自分がしているケアが正しいのか正しくないのか、そればかり気にしている時期もありました。

　これまでたくさんの療養者さんと出会い、お別れを重ね、また様々な同業者や医療関係者の影響を受け、たくさん学んできました。最初から細やかなことに思慮を巡らせ、配慮することができたわけではありません。出会ってきた人びとからの影響を受けながら、今のスタイルが出来上がり、それは今も変化し続けています。

　この本は訪問看護師が行う看取りケアの本ですが、最初に取り上げるのは、初回訪問の場面です。グリーフケアも含めてお看取りのケアは、療養者さんやご家族に出会った時から始まっているからです。

　出会いからお別れまで、私が一貫して大切にしているのは、看護師であるからこその配慮です。それは、ただの配慮ではなく、ケアとしての配慮であり、そのコミュニケーション自体が看護として成立するものでなくてはならないと考えています。

　療養者さんやご家族の人生や生活は十人十色、千差万別です。一般化できないケアの内容をどこまで言葉にできているかはわかりません。この本に書かれていることを、どのように捉えるか、ご自身の看護ケアに取り入れることも取り入れないことも、皆さんの自由です。

　読み進めながら、普段のご自身の看護、普段の思い、普段の知識を一つひとつ振り返り、深めていただくお手伝いができたらと思います。

2025 年 1 月

鈴木沙織

目次

はじめに   iii

Chapter 1

初回訪問と契約の場面で大切にしていること   1

距離感をはかる

- 「医療者っぽい脅威」を感じさせない   2
- 雑談めいた会話から、今の心情や生活を知る   3
- 「わかってもらえている」安心感を持ってもらいたい   5
- 情報を全方向からキャッチする   6
- 自分を相手の"温度感"に合わせる   6
- もっと知りたい、でも語っていただけそうにない時もある   7
- その人の「一番弱いところ」を探っておく   8
- "困った時に相談できる人"として認識してもらうために   9

一歩踏み込む

- キーパーソンを見極める   10
- 「何かがあった時に、お知らせしたい人はいますか?」   11
- そっと手を添えるくらいの距離感を保つ   12
- 「疾患とともに生きるあなたの人生に興味がある」   12
- 「治療はもうない」と言われても、できることはあることを伝える   13

思いに触れる

- 今、療養者さんが人生のどのような状況に置かれているのかを知る   14
- 療養者さんが病状をどのように受け止めているのかを知る   15
- 会話が一向に深まらない時は、背景にある想いを想像してみる   17
- ご本人が「何をどう聞いているか」に、ただ耳を傾けてみる   18
- "どこで過ごしたいと思っているのか"につながる言葉を捉える   19
- 家で過ごすために提供できるサポートについて、しっかり伝える   20
- 介入ペースは、ご本人の生活への影響を最優先して提案する   20

- 時間の使い方は本人の生活を主体に考える　21
- 看護師の介入を受けるか否かの選択権は、療養者さんにある　23
- 看護師が相談先となれることを、自信を持ってお伝えする　23

"意味を伝える言葉"で説明する

- 契約に至るまでの対話から、ご本人とご家族の思いを推しはかる　25
- 契約手続きの中で、ターミナルケア加算、
  エンゼルケアについて説明する　26
- 書面を読み上げるのではなく、
  "意味を伝える言葉への変換"を心がける　27

  Case 1 最後まで、自分で選択する　29

Chapter 2

その時が近づいてくるまでに
──じっくりと対話を積む　35

応え続ける

- 「あとどれくらいですか?」に含まれる想いを推察する　36
- ご家族にも同様に、必要な情報を重ねてお話しする　37
- 目標や計画があれば、時機を逃さず実現に向けて動く　37
- 療養中だからこそその不安や疑問に応え続ける　38
- 確かな多職種連携が療養者さんとご家族の安心につながる　39
- 療養者さんの困りごとには、チームで連携、
  速やかに解決策を探る　39
- 今しか聞けないことは、タイミングを逃さず聴く　41

その先を見据えて関わる

- 今後の経過の中でご本人やご家族が抱える疑問を想像し、
  応えていく　42
- 想像を巡らす大前提は、相手がどういう人かを知っていること　43
- 私たちの目の前の療養者さんの"今"だけでなく、
  "前後"までを意識する　44
- 薬への抵抗感の背後にある誤解を解く　45
- 「薬が上手に効いてよかったです!」　46

安心を置いてくる

- 医療者がいなくても穏やかに暮らせるよう"安心を置いてくる" 47
- 緊急携帯＝ナースコールではない 48
- 今まで身近でなかったものを、自分自身の一部にしてもらう 49
- 病院経由で生じた不安の種には、情報共有と根回しで対処する 50
- 看護師の影響力を自覚する 51
- ご家族は「そこに居るだけで意味がある」ことを伝えておく 51
- ご家族の介護力に応じた提案やアドバイスを 52
- ご家族の張り詰める気持ちをゆるめる 53

サインを見過ごさない

- 病状が一段進んでいくサインを見過ごさず、
  客観的に事実を伝える 54
- 今後の経過がイメージできるよう説明する 55
- 入院や治療などの変化がある時は、
  特に細やかな連携が不可欠 56

`Case 2` その先を見据えた"安心"を置いていく 58

Chapter3

ご様子の変化が見られ始めたら
──手際のよいケアと繊細な観察を継続する 65

安楽なケアを継続する

- 安楽なケアの基本は、手際のよいケアと繊細な観察 66
- "今までと何か違う"様子が現れてきたタイミングを逃さない 67
- ご家族の"何もしないこと"への不安を拭う 68
- 状態が変化する中でも、安楽に過ごせるための
  ケアをご家族とともに継続する 69

終末期の変化に対応する

- 訪問頻度の調整は、圧迫感を感じずご家族が選択できるように 70
- 変化に合わせた介入の調整のため、アセスメントを重ねる 71
- 不安や心配を前提にしない 72

- "いつものあの人ではない姿"を見るつらさを慮る　72

これからの変化に備える

- 少しずつ、想像しやすい言葉で伝えていく　74
- いつでもバックアップがあることを伝えておく　75
- "食べさせることができないこと"に罪悪感を持たせない　76
- 具体的な口腔ケアの工夫をお伝えする　77

ご家族とともに安楽を支えるケアを行う

- ご本人の意思を想像しながらケアをする　80
- 配慮が見えるケアを、言葉にしながら行う　80

Case 3 縁をつなぐ　83

Chapter**4**

看取る
―― ご家族のご意向に沿ってお見送りをする　89

連絡を受け、ご自宅に伺う

- 医師と情報を共有する　90
- 死の三徴候の確認は、ゆっくりと丁寧な所作で行う　91
- 医師による"最期の診察"を行うことを伝える　92

静かに待つ、ゆっくり進める

- ご家族の頭の中の整理を待つ　93
- 最期の診察に向け、現実的な流れに触れていく　93

最期の診察を行う

- その場の雰囲気やご家族の様子は医師にあらかじめ伝えておく　95
- 一歩下がってサポートに徹する　96
- ひとつずつシーンを切り替え、
  エンゼルケアについての意向を確認する　97
- 必要な手配について情報提供をしておく　97
- 普段からの情報収集が支援につながる　98

死後の処置を行う

- 整容ケアは保清と保湿が基本   99
- お身体を傷つけることは絶対に避ける   100
- メイクはご家族のご要望があれば行う   101
- メイクよりも大切なのは、ご逝去直後の保湿   102
- ケアへの参加は強要しない   102
- 前向きな印象を残す言葉を心がける   104
- 状況によっては"仕上げだけ"をお願いしてみる   104
- "見せないほうがよいケア"の際は、
  さりげなく席を外してもらう   105
- 消毒液の使用や排泄物の処理は特に速やかに行う   106
- 医療機器の除去は丁寧に、薬剤の確認・処理も忘れずに行う   107

不安を残さない

- ご利用終了後の流れをお伝えする   108
- 退室時の挨拶は、より丁寧に   109
- グリーフケアとしての訪問は、ご家族のご意向があれば行う   109

Case 4 家族のペースを守り続ける   111

Column
処理できない気持ち   119

Appendix
訪問看護師のバッグの中   122

おわりに   124

イラスト　おおにし　みき
デザイン　hotz design inc.

Chapter 1
初回訪問と契約の場面で大切にしていること

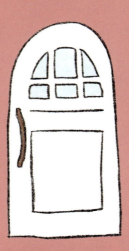

距離感をはかる

「医療者っぽい脅威」を感じさせない

　疾患や病状によって、退院と同時に介入が始まる方もいれば、これまで多くの助けは必要なく自立した療養生活を過ごされていた方もいます。

　長い療養生活の中で少し不安なことが増えてきたし、訪問看護を利用してみよう、という決断をされた方もいれば、退院にあたり病院から勧められて訪問看護を利用することになる方もいます。自分自身に必要なサービスであると自覚しないまま、勧められるがまま、流れに乗って受け入れる方も少なくありません。

　どちらにしても、それぞれの日常生活を普段通りに過ごしていた中で体調の変化に気づき、入院・診断・治療を経て終末期状態へ移行したと医師により判断されるケースが多いのではないでしょうか。

　看護師といえば、病院で点滴をしたり、医師の補助をする姿をイメージされることが多いので、療養者さんとそのご家族は、訪問看護を頼んではみたものの看護師が何をしてくれるのか？ 退院したてで慌ただしい中、理解が追いつくだろうか？ 何を頼めばいいのだろうか？ と様々な思いで構えていることが想像されます。

　（きっとこういう気持ちだろう…）（退院までの病状説明でショックを受けているかもしれない…）など、まだ顔の見えない相手を想像しながら、（看護師としてしっかり役に立とう！）と意気込んでインターホンを押す…。

　初回訪問は、私たち看護師もいくらか緊張します。心がけておきた

いのは、最初にドアを開けた時から"医療者っぽい脅威"をなるべく感じさせないことです。

　緊張感が高まりすぎると、うまく伝えたい言葉が出てこなかったり、些細なことでとがった雰囲気になりがちです。緊張感は伝わるものです。ドキドキするとは思いますが、マナーも備えつつ笑顔で朗らかにご挨拶し、入室させていただきましょう。この場面の第一印象で、（よかった、"普通の人"だ〜）と安心していただけます。

雑談めいた会話から、今の心情や生活を知る

　契約を兼ねた初回の訪問は、訪問診療の初回往診に同席を兼ねる場合や、ケアマネジャーを中心に多職種が集まり、担当者会議の場となることがあります。何か煩雑な雰囲気だな、と感じることもあると思いますが、ご本人やご家族の様子をよく観察し、（疲れていそうだな）（今の説明にピンと来ていない様子だな）（言いたいことを飲み込んだ？）など、その場で解決すべきことと、のちのちフォローが必要かもしれないことを見落とさないようにします。

　訪問看護だけで初回の面談と契約の時間を持つことができる場合は、あたたかな雑談めいた会話から入るようにしています。雑談といっても、お天気の話や季節のことなど"普通の雑談"をしすぎてしまうと、その後触れたい話題から遠のき、どう切り込んだらいいのかがわからなくなりがちです。

　看護師として訪問するのですから、間を持たせるための雑談ではなく、療養者さんのお人柄や"たった今"の心情を察することができるような話題を向けてみてください。

　例えば、「退院おめでとうございます。お家に戻られてほっとされたところだと思うのですが、お疲れではないですか？」「病院のお食

事はお口に合いましたか？」「病室はきれいでしたか？」など、ごく普通の投げかけから、自宅での生活と入院生活の違いを浮かび上がらせるような返答を得られることが多いです。

「今回、連携室の○○さんが、お身体の変化に合わせてサポートできる人がいたほうがいいだろうとご紹介くださったのですが、どんなふうにお聞きになっていますか？」

このように問いかけてみると、訪問看護師をどのように受け入れているか、また受け入れることになった経緯を窺えたり、察したりすることもできます。

通院治療を継続中の方であれば、通院状況や日常の過ごし方などを伺いつつ、「何か気になることやご体調の変化はありますか？ お通じが出にくいなぁとか…」などと自然な流れで問いかけていきます。くれぐれも"事情聴取"にならないように、お部屋の中、生活環境からヒントを得ながら、ご本人が飾らず返答しやすいような投げかけを意識します。

例えば、「水分摂取は1日どれくらいですか？」と"看護師っぽい聞き方"をすると、少し考えて"ちょっとマシな返事をしたい"気持ちが働いてしまうこともありますよね。

「普段の水分はお茶ですか？ コーヒーとか…？」

「コーヒーは飲まないんです、炭酸水が大好きで。これ（ペットボトル）に2，3本は飲むんじゃないかな？…コーヒーって飲んでもいいんですか？（病気なのに）」

といった具合に、ほんの少し会話の出だしを変えるだけでも、自然なありのままのご様子を知ることができる雑談めいた会話がふくらみ、生活情報を得やすくなります。

「わかってもらえている」安心感を持ってもらいたい

　生活情報や病状の経過については事前にサマリーや情報提供書などから基本情報を得ることができますが、初回訪問にあたり特に気にしてインプットしていくのが家族関係の情報です。

　「今日ご同席されているのは娘さんですか？ お嫁さんですか？」などと、"対面している看護師には情報が蓄えられている"ことが伝わるような表現をすることもあります。

　なりゆきでご家族の自己紹介なしに会話が進むこともありますが、ご本人との関係性がわからないまま最後まで会話を続けることはせずに、早めにタイミングを見つけて丁寧に確認していきます。そうすることで、ご家族にも「自分たち家族のことを把握してくれている、しようとしている」という安心感が生まれ、初対面の硬さをやわらげたり、話のとっかかりを作るためにもとても役に立ちます。

　細かな病歴などはあとから頭に入れても追いつきますが、ご本人と家族構成、稀にしか登場しないご家族のことなどはそのつど頭にインプットしておくと、会話を重ねる中で心理的な距離感が縮まることがあるので、常に意識しています。

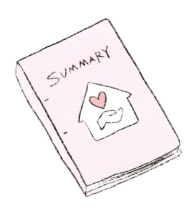

情報を全方向からキャッチする

　普段から訪問看護師は五感を使ってすべての方向から情報をキャッチしますが、初回訪問時は特にフル回転ですよね。雑談の内容からだけではなく、家族写真がある、お花が飾ってある、パソコン関連の本がたくさんある、ペットの犬がいる…。手元にある情報と併せて、サマリーには記載されていない療養者さんとご家族についてのあれこれを頭に入れて"○○さん像"を描き出します。

　そうしていくうちに、療養者さんやご家族への接し方も少しずつ見えてきます。（はっきりした表現でお伝えするほうがよさそう）（ご家族には明るさが大事かな）（丁寧に落ち着いた感じで話したほうがよさそう）…などと、訪問の際、どんな自分（看護師）だったら受け入れてもらえそうか、相手（ご本人やご家族）が"普通でいられる"のかを見出していきます。

　じろじろと見渡し根掘り葉掘り聞くということではなく、何気ない対話を通じてそこにいる人全員の"オーラ"を見るという感じです。（なんとなく言いたいことを飲み込んでいそう）（活気がないのかな？もともと淡々とした情緒なのかな？）など、もしかしたら五感だけでなく第六感が必要かもしれませんね。

自分を相手の"温度感"に合わせる

　「相手が普通でいられる」というのは、療養者さんやご家族があれこれ考えすぎず、思っていることをためらわずに口に出せる状態です。

　相手が看護師だからと模範的な患者のようにしてみたり、何か言い淀んでしまったり、といった気を遣う関係になってしまうと、本当に言いたいことや考えていることを知ることができないままになってし

まいます。医療者と療養者ではなく、通常の人と人との関係を作ることができれば、ご本人もご家族も普段のままの"普通"でいられるのではないかと考えます。

そのためには、対話を重ねながら洞察力を全開にしてアンテナを張り、相手の価値観や常識がどのようなタイプかを知る姿勢が大切です。

人はそれぞれが異なり、みんなが独特です。相手の"独特な"温度感に自分を合わせるのです。実はこれ、日常誰もがやっていることですよね。私たちは人と話す時、相手がどんな人かを観察して無意識に話し方や関わり方を変えています。これを意識的に行うのがコミュニケーションの技術です。

もっと知りたい、でも語っていただけそうにない時もある

雑談めいた会話をしながらも、今は相手の気持ちをほどくのが難しいかな、と感じることがあります。

（何か言いたそうだけど今日は言いたくないんだろうな）（まだ看護師の存在の意味がわかっていないし、受け入れられていない様子だな）と感じたら、深追いはしません。役に立ちたい一心で、無理に何かをこじ開けようとすると、うっとうしさや嫌悪感を印象付けてしまったり、ご自身の貴重な時間を使ってまで看護師と話したくないと、拒絶してしまう人もいるでしょう。無理はせず、じっくり時間をかけてほどいていく…そんな時もあります。

その人の「一番弱いところ」を探っておく

　相手の気持ちがほぐれない時は強く踏み込むことはせず、「何か困ったこと、不快な症状があって誰にどう相談したらいいかわからなかったら、どんなことでもよいので表現してみてほしい」ということをお伝えしておくようにしています。

　いざ療養者さんがご自分の気持ちを表現された時にしっかりとキャッチできるように、病状に関係なくその方が「何に一番弱いか」を知ることも大切です。例えば、痛みに弱い、寝不足に弱い、だるさが何よりつらいなど、その方の一番のウィークポイントを探っておくのです。

　「何にお困りですか？」と困りごとばかりを聞こうとしても、糸口はなかなかつかめません。眠くてもだるくても、寝てばっかりだから困らない、という人もいるからです。「あなたのウィークポイントは何か」というニュアンスで聞いたほうが、相手が表現しやすい場合があります。

　どうしても把握しておきたいけれど、ご本人に聞くのが難しそうなことは、ご家族や、ケアマネジャーなど"その方について詳しく知っていそうな人"に確認しています。

　例えば、「○○さんは我慢強いほうですか？」「痛みでイライラしているようなことはありませんか？」「ご本人はあまりお話しにならなかったけれど、一番苦手なことってなんでしょう…？」などと尋ねます。

　「痒いのが何よりダメなんです」とか「痛みがあるとしゃべらなくなりますね」などの情報が得られることがありますし、時には、実は本人は極度の人見知りで、看護師が来るというだけで固まっていた（だから話さなかったのか！）などの、訪問中のご様子についての"事

実関係"がわかることもあります。

"困った時に相談できる人"として認識してもらうために

　また、療養者さんやご家族に「何かご心配なこと、不安なことはありますか？」という尋ね方をすると、看護師が何をしてくれる人なのかわかっていない人にとっては、何をどう答えたらよいかよくわからず、「……特にないです」という答えしか返ってこないことが多いように思います。「何か聞いておきたいな、とか、これってどういうこと？ っていうもの、ありますか？」と、ほんの少し具体性を持たせるだけでも、「あっ！ そういえば、これ看護師さんに聞いていいのかな…」と、何かしらでも話してみるきっかけになる場合があります。

　療養者さんからの質問は、医療に関わるものとは限りません。生活上のことなど、内容によってはケアマネジャーにつないだほうがよいこともあります。その場合も、「ケアマネさんに伝えておきますね」などと、今できる対応をしっかりと伝えます。

　相手が多くを語ってくれなかったとしても、"自分にとって困ったことが起きた時に相談できる人"という訪問看護師の立ち位置、存在意義を感じていただき、思い出していただけるような印象を残せたらいいなと思っています。

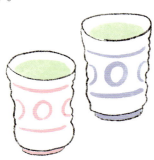

一歩踏み込む

キーパーソンを見極める

　初回訪問の際に知ることができるとよい、ご家族やその関係性にも目を向けてみましょう。

　主な介護者がキーパーソンであるとは限りません。四六時中介護をしている妻が日々の細々としたことは決めているけれども、大きなお金に関わることを決めたり、重要な書類などにサインしたりするのは息子、ということもあります。キーパーソンは必ずしも一人ではなく、役割が細分化されていると考えられます（一般的には、主な介護者とキーパーソンを分けて考えることも多いようです）。

　日々の介護を主に担う人、大切なことを決断する人、ご本人が信頼を寄せている人、それぞれが同じ人ではない場合もあります。それほど多くありませんが、意思決定支援の場面で"ご本人が巻き込みたいと思っている人"とは別に"ご本人が巻き込みたくないと思っているけれど、巻き込まれたいと望んでいる人"がいる複雑なケースもあります。

　対話の中で、ご本人のそばにいる人たちとの関係性を丁寧に確認し、キーパーソンを明確にしていきます。また、頻繁にお顔を見るご家族以外にもご本人の支えとなっている方がいるケースもあります。顔の見えないご家族へも気持ちを寄せることは、ご本人にとって"大事な家族を認識されている"という安心感につながると考えます。

　「いつもどなたが病院に付き添っているんですか？」という問いかけに「娘がいつも車で迎えに来てくれるんですよ」などと返ってきたら、「娘さんが来てくださるんですね、心強いですね」などと、周りにいる方の存在感も大事にした言葉を選ぶことを心がけています。

「何かがあった時に、お知らせしたい人はいますか?」

　一人暮らしの療養者さんで、サマリーに「家族なし」と書かれていることがあります。契約は後見人さんがサインし、ケアマネジャーとヘルパーが心を砕いてサポートされている方にも出会いますよね。療養生活のメインサポーターではないけれど、友人・知人・隣人、そういった血縁関係以外の方が関わられることもあります。

　そんな時は、「何かあった時、生きるか死ぬかみたいになった時に、お知らせしたい人、他にいらっしゃいますか?」などとダイレクトに聞いてしまうこともあります(もちろん、相手との関係がある程度できていることが前提、このような質問にも応じていただけるパーソナリティーを見極めた上で、です)。

　そこで今まで明かされなかった家族の存在や、実はやり取りがまったくないわけではなく"何かあれば知らせたいと思っている人"がいる、といったことがわかってくることもあります。ご本人と対話を重ねる中で、周りの人々との関係を知り、疎遠だけれどできれば自分の状況を伝えたい誰かがいれば、その人との縁を少しずつ手繰り寄せて、可能であれば結んでいくこともあります(➡ Case 3、p.83)。

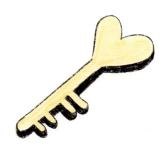

そっと手を添えるくらいの距離感を保つ

　サマリーに記載されていることのみで完結せず、療養者さんとの関係を重ねながら得た情報の中から（あれ？）と気になることがあれば、看護師という立場から、ご本人にご家族との関係性を直接聞くなど一歩踏み込むこともあります。ただし、こちらが尋ねてご本人の表情が曇れば、（これは聞いてほしくない、触れてほしくないことなんだろうなぁ）と受け止めて、深追いはしません。

　ここで看護師が張り切りすぎる必要はありませんが、今対面しているその方の歴史に、もしかしたら誰かに吐露したかったことが潜んでいたり、疎遠な誰かに連絡するためのきっかけになるひと押しがほしいとご本人が感じている場合もあるかもしれません。そっと手を添えてみるくらいの距離感がいいと思います。

「疾患とともに生きるあなたの人生に興味がある」

　余命宣告をされていたり、死期が迫る方を目の前にして、これからの療養方針について話を進めるのは、"治すための"治療方針を相談するのとは大きく異なります。最期の過ごし方に思いを巡らせていただくことにもなるので、どうしても重い話になってしまうのは仕方のないところです。

　契約時は、その方の"人生観や死生観のようなもの"を聴き取る貴重な機会です。何か触れてはいけないものを扱うような雰囲気を作ってしまうと、ご本人の想いを口にするタイミングが失われてしまうこともあります。

　雑談めいた話の中で、ご本人の人生の歴史、どのような仕事をしてきたのか、どんなふうに仕事をこなしてきたのか、交友関係、会いた

い人や誰かに引き継がなければならない役割（自治会の役員、同窓会の幹事、仕事上の業務など）、といったことをお聞きしていきます。

「お元気な頃は…」という表現よりも、「お若い頃は、どんなお仕事をされていたんですか？」というふうに聞いてみたり、お若い方には「お仕事のほうはどうされているんですか？」と、いたって普通のトーンで伺うと、自然にお話ししてくださることが多いです。

人生の物語を話していただく中で、疾患に絡むエピソードやこの先の時間への想いも伺うことができ、それを共有させていただくと身が引き締まる思いになります。

療養者さんの多くは、様々な支援者・医療者からうんざりするほど病歴について尋ねられてきています。訪問看護師の姿勢としては、その疾患とともに生きるあなたの人生に興味がある、ということが嫌味なく伝わるような雰囲気が大切だと思っています。

「治療はもうない」と言われても、できることはあることを伝える

医師からの「効果の期待できる治療がなく、この先は緩和医療（緩和ケア）です」という説明は、ご本人にとって生命の期限を意識づける決定打になります。一見、"覚悟"ができているように思える療養者さんでも、この説明は少なからず心に影を落としていることを想像する必要があります。

痛みをやわらげたり、病状の変化で現れる不快な症状にそのつど対処していくことでよい時間を持つことができること、つらい症状を治めるのは治療のひとつと思っていることを、ゆっくりとした口調でお伝えし、「尽くす手がない」という印象をやわらげます。

思いに触れる

今、療養者さんが人生のどのような状況に置かれているのかを知る

　初回訪問では、"その療養者さんが今、人生のどのような状況に置かれているのか"を知ることも重要です。

　訪問看護を受ける状況になった療養者さんは、病気のことだけでなく、社会的な状況がガラッと変わっていきます。その状況にどのように折り合いをつけていこうとしているのか——身辺整理を進める、あるいは仕事復帰の目途をつけるなど、それぞれの状況に合わせたサポートの仕方を考えていく必要があります。

　そのため初回訪問では契約の手続きだけでなく、仕事や子育てなど、その方に密接に関係する社会的な要素をしっかり聴き取っていきます。

　ステーションにより違いはあると思いますが、初回の訪問にかける時間は１時間半程度。長めのようでいて、こちらからの質問も、本人や家族からの質問もたくさんあるのが初回訪問です。必要な情報を得るための言葉を常に考えながら会話を重ねていかないと、あっという間に時間が足りなくなります。

　初対面ですから、お互い多少の緊張感があるのは当然です。相手には無意識に見せながら、常に必要な情報を得ることを意識して会話を進める。初回では特に意識したいコミュニケーションの技術です。

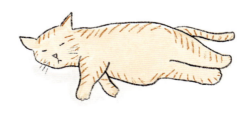

療養者さんが病状をどのように
受け止めているのかを知る

　退院されてすぐの介入であれば、「退院おめでとうございます」から始めて、雑談めいた内容からお話を始めると雰囲気もやわらぎます。

　生活の話題などで少しやわらいだかな、もう一歩踏み込めそうだな、という空気を感じたら、サマリーなどを確認しながら「今回、病院からはどのように説明されていますか？ 病状のこととか治療のこととか、こんなことがあったら病院に来てくださいねとか…」などと伺っていくと、現時点でどのような病識が得られているか、どんな思いで退院されたかを窺い知れると思います。

　療養の途中で訪問看護に入る場合も、通院や往診のあとに「先生はなんておっしゃってましたか？ 具合の悪さの原因とか、こんな症状が出るかもしれないとか。お身体のことで何かご説明ありましたか？」などと、きちんと伺うことも大切です。

　「もう病院は行かなくていいんだって。治療も効かないから在宅の先生に診てもらってって言われたかな、次いつ来なさいとか言われなかったよねぇ？」

　「まだもう一回行くんだよね？ そのあとは検査次第だって言ってたかなぁ」

　「通院は終了でいいって。もう病院行かないってことはアレなのかな…」

　「緩和医療だから、在宅の先生にお願いして過ごしてくださいって言われた。緩和医療って何？」

など、実に様々な返答が予想されると思います。

　いずれ病状が進み、どのような最期を迎えたいかも含めて、どう生活し、何に気遣ってほしいかなどは、こういった対話を重ねた上に見えてきます。

特に病状の認識については、勇気を持ってしっかりと聴き取るようにしています。
「病状説明を受けた時は、どなたと聞かれましたか？」
「先生の説明で動揺されたと思いますが、説明の意味はよく理解できましたか？」
「往診の先生は、どんなふうに病状のことをお話しされていましたか？」
などと具体的に伺い、返答の一つひとつに相づちを打ちながら自然な形で進めていくと、どのような理解の仕方をしているかを推しはかりやすいです。

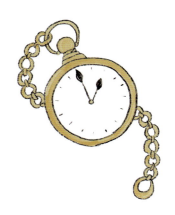

会話が一向に深まらない時は、
背景にある想いを想像してみる

　長い闘病生活を経て積極的治療を終え、余命宣告を受け、おそらくそれなりの覚悟ができていると思われる療養者さんがいる一方で、急な体調の悪化を感じ病院に頼ったあとに、「もう病院でできる治療はない」と衝撃的な宣告を受けて混乱のまま退院される方もいます。「何かあった時のために」と勧められるがままに訪問診療や訪問看護を入れることになった──そのスピード感についていけていない療養者さんもいることを忘れてはいけません。

　病識を伺ったり、契約の話をしようとしても、なんとなく会話が上滑りで深まらない、通り一遍な答えしか返ってこないと感じる場合は、ご本人が医療者をはじめとした"外からの訪問"をまだ受け入れる準備ができていないからかもしれません。
　自分自身がシビアな状況に置かれているであろうことを薄々感じていたとしても、まだ仕事をしたい、自分はそんなに大変な状況ではない、不調はあるけれど入院前とさほど変化している実感もない…。そんな中、医療者を自宅に入れると"重症感"が増してしまいそう、看護師と話をするほど自分自身の病気の進行や症状の重さを感じてしまう…そんな療養者さんの思いは、会話を重ねていると、なんとなく伝わります。(あ、この方は看護師の気を悪くさせずに、なんとか早く帰ってもらいたいんだな)という気配が伝わってくることもあります。

　数日前までは普通に仕事をしていたのに、１週間前の自分と今の自分はまったく変わらないのに、告げられた余命は本当なの？ なんで自分なの？──ショックや混乱の最中に、新たな関係者が加わることをストレスに感じる場合もあることを、私たちは自覚しておく必要が

あります。

いろいろな気持ちがあることを想像できると、「話してもらえない、受け入れてもらえない」という思いによって陥りがちな、"看護師である自分が主体の悩み"への挿げ替えを防げると思います。

ご本人が「何をどう聞いているか」に、ただ耳を傾けてみる

直接病気のことに触れなくとも、訪問看護師がショックや混乱をまるごと受け止める存在であることは、療養者さんに伝えられるのではないかと思います。

「今は状況が慌ただしくて戸惑っていらっしゃると思いますが、先生はどんなふうにおっしゃっていたか、少しお聞かせいただけますか？」

「病院から、これからの過ごし方などの説明を受けていらっしゃいますか？」

などと、ご本人が「何を、どう聞いているか」を表現していただけるようにお尋ねし、ただ耳を傾けることも大切です。

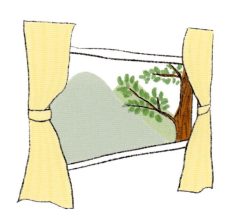

"どこで過ごしたいと思っているのか" につながる言葉を捉える

　療養者さんとの対話の中で、ご本人やご家族から、ホスピスや延命治療など"最期"に関わる言葉がふいに聞かれることがあります。そのような時は、動揺せずに受け止め耳を傾けることで、今後の療養方針について話を深めるきっかけになります。

　「ホスピスを勧められているんですね、どこか面談の予約はされましたか？」などと専門職として淡々と、ただ事実として受け止めます。ここから療養方針についての相談が始まることもあります。

　ご本人の病状とは直接絡めず、「ホスピスを決める時は、できれば直接雰囲気や病室を見学されたほうがいいと思います。どういう先生がいるか、面会がどれくらいできるのか、だいたい皆さん、直接見てきてから決められることが多いです」などと、療養先を決める時の一般論としてお話をします。

　「勧められたってことは、やっぱり見に行ったほうがいいのかなぁ？」「やっぱりそんなに悪いってことなんでしょうか…」——ご本人の気持ちも複雑に揺らいでいます。その思いに耳を傾けつつ、ご本人がこれからどう過ごしたいと思っているのかを探っていきます。

　今は自宅で過ごしたいと思っていても、やっぱりホスピスのほうがいいかな…と心変わりをする時もあります。ホスピスというワードそのものに動揺されて見学すら怖がっている場合もあることを理解し、「心変わりもしていいんです。体調がままならなくなってからの見学や面談は少し大変かもしれないから、どこがいいかな？と見学をしておいてもいいかもしれません」と、選択を変更する自由もあるという印象を添えてお伝えします。

家で過ごすために提供できるサポートについて、しっかり伝える

「病状が進んできたら、ホスピスも検討されていますか？ それともなるべくお家で過ごしたいな、というご希望はありますか？」などとはっきりと尋ねることもあります。

ご本人が余命を告げられておらずご家族だけが知っているという場合は、「調子の悪さが続く時は入院のほうが安心ですか？」「在宅の先生が十分対処してくださいますが、具合が悪い日が続いた時は病院のほうが安心できそうですか？」などと尋ねてみると、「入院しても同じだから家のほうがいいですねぇ」「やっぱり病院は安心よね」など、現時点でのご意向を確認できると思います。

「え、家で過ごすこともできるの？」という反応をいただくこともあります。誰かの助けがないと難しい身体の変化が起こってくることもあるので、"療養で必要な支援ができるサポーターがいる"ことを改めてお伝えし、次々に関わってくる様々な事業者がどんなふうに手をつないでサポーターになるのか、イメージできるように説明します。

病状の変化に合わせて生活環境を整えるお手伝いができること、不安や身体のつらさを解消するお手伝いもできることなど、多職種がチームとして提供できる療養生活上のサポートについてしっかりとお伝えすることで、ご本人は自宅で最期まで過ごすという選択肢を残すことができます。

介入ペースは、ご本人の生活への影響を最優先して提案する

余命宣告を受け、ショックや混乱の渦中にあったとしても、療養者

さんは今後のあれこれを考えています。仕事のこと、家族のこと、あれはどうしよう、これはどうしようという的の絞れない不安や心配事を抱えながらも生活は続きます。

今のご様子に対する適切な訪問頻度をはかる際には、"今まさに変化の渦中にある療養者さんの生活"をいかに動揺が少なく継続できるかに重きを置くことを大切にしています。

依頼時の情報に"週1、2回で"などと介入頻度の指定があることがほとんどですが、初回面談で想定よりも体調面が安定されている場合があります。もちろん体調面が安定しているからといって介入が少なくてよいというわけではありません。ご本人の生活や社会的な事情を前提に、体調・生活・医療面のサポートのバランスがとれる訪問スケジュールの提案ができるようにします。

次回の訪問予定を検討する際に「何曜日なら空いていますか？」「いつならお家にいらっしゃいますか？」などという伺い方をしてしまいがちなのですが、ご本人の生活や社会的な事情を無視して、訪問看護のスケジュールを優先しているように聞こえる場合があるため、療養者さんに圧迫感を与えやすいです。

「週の中で比較的ご都合がつきやすい曜日はありますか？」「ご予定の合間に訪問できるタイミングはありそうですか？」など、相手の都合を尊重した言葉ひとつで印象が変わり、調整に前向きな返答を得られやすくなります。ぜひ配慮ある言葉を選んでみてください。

時間の使い方は本人の生活を主体に考える

大切な時間をどのように使いたいかは、人によって異なります。訪問スケジュールも、療養者さんによって様々なパターンになるのは当然です。

例えば退職前の年代にある療養者さんの場合、体調が落ち着いているのであれば定期的に訪問看護を入れるよりは、その時間を使って業務の引き継ぎや必要な手続きをしたいと考えているかもしれません。対話の中で、ご本人が何を優先したいのかを汲み取っていき、次回訪問やその後の訪問頻度を提案します。

　訪問看護師の立場からは、毎週定期的な訪問の予定が入っていたほうがご様子をイメージしやすくなりますし、正直なところ経営も安定しますよね。でも、「どのようなペースでお手伝いをしていくとちょうどいいか」を主体に考えると、ご本人やご家族の力で生活が成り立つならば、無理やり訪問看護を入れる必要はないんじゃないかな、と考えています。

　病状の変化や不安に感じることがないかなどは、訪問しなくても電話での相談対応で解決することもあるかもしれません。苦痛がある時は緩和する方法についてアドバイスし、必要に応じて直接ケアに伺うという対応に切り替えることもできます。療養者さんの生活や優先したいことを中心に訪問看護のスケジュールを考えていけば、必ずちょうどよい落としどころが見えてきます。

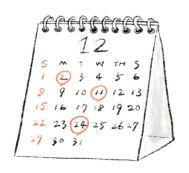

看護師の介入を受けるか否かの選択権は、
療養者さんにある

　「今は元気だから、そんなに必要ないと思うよ」

「具合が悪いわけじゃないから、そんなに来なくても大丈夫だと思う」

　こう切り出されることはよくあると思います。あれもこれもアドバイスを置いていきたい、薬の管理や気づかず我慢している症状はないかなど、看護師として気になることも多いものです。でも看護師の介入自体、それを受けるか否かは療養者さんに選択権があるのです。

　訪問頻度が少なくても相談した際に適切な対応をしてもらえると、療養者さんやご家族は相談できる相手がいることを実感され、「やっぱり、もう少し来てもらえないかな」と要望されることが多いように思います。ご本人のタイミングを待つ大らかさも必要です。

看護師が相談先となれることを、
自信を持ってお伝えする

　安定して生活できていた方でも急な病状の変化があった時は、どこに連絡すればよいか迷ってしまう場合があります。介入頻度が少ない方ほど「こんな時はご連絡ください」とお声かけできる頻度も少ないので、初回訪問の際には「先生でも看護師でも、迷ったらお電話しやすいほうにご連絡ください。連携しながらご対応しますので、大丈夫です」などとお伝えしておくといいかもしれません。

　もちろん、自信を持ってそうお伝えするためには、誰に連絡がきても情報が確実に共有できる連携が必要です。不安が強くて迷いやすい方の場合は、連携している医師ともご本人の性質についての情報を十

分に共有し、看護師が対応する内容だったとしても医師へ相談の連絡が入るかもしれない、というコンセンサスを得ておきます。

「しっかり連携しているので誰に連絡しても大丈夫！」というひと言で、療養者さんはより安心され、実際は看護師に直接相談をしてくださる場合がほとんどです。

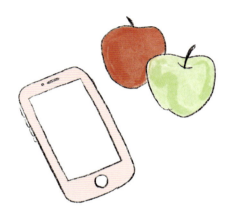

"意味を伝える言葉"で説明する

契約に至るまでの対話から、ご本人とご家族の思いを推しはかる

　初対面で様々なヒアリングをし、話が深まることもあれば、硬い雰囲気を崩せないこともあります。訪問看護を利用していただくのであれば、どのような状況でも、重要事項の説明と契約の締結はクリアしなければなりません。「これからご利用いただくためのお手続きをご説明させていただきます。なるべくわかりやすくご説明しますので、もう少しお付き合いください」と、少し場面を切り替えるような仕切り直しから始めてもスマートだと思います。

　療養者さんやご家族も、契約手続きは大切な手順であることを理解されています。ここはご本人やご家族のペースを見ながら、丁寧に段階を踏んで進めていきましょう。

　契約の重要事項の説明は、事務的な手続きだけではなく、ご本人が最期までどこで過ごしたいと考えているのか、心の内を推察する機会になります。

　契約に至るまでの対話で、直接"在宅かホスピスか"などの話題に触れるタイミングがなかったとしても、看護師の介入ペースに対してどのくらいの費用負担があるか、どういった時にどの加算が適用されるかなども含めて、ここでしっかりとご説明します。そうすることで、現時点で"どこで療養を終えたいか"につながる話題に触れ、エンゼルケアのご希望なども伺いやすくなります。

Chapter1 初回訪問と契約の場面で大切にしていること

契約手続きの中で、ターミナルケア加算、エンゼルケアについて説明する

　契約の重要事項を説明する際には、ターミナルケア加算や自費扱いとなるエンゼルケアについても必ず触れておきます。

　「ターミナルケアという言葉はご存じですか？」、もしくは、料金表の記載を指し示しながら「こういった言葉はお聞きになったことがありますか？」と認識度を確認します。

　私たち看護師にとっては使い慣れた言葉ですが、「聞いたこともない、どういう意味ですか？」という返答が多いです。

　契約時から頻繁な介入が必要な心身状態と推察される場合は「最期までご自宅での療養をしっかりサポートさせていただき、最期の月にいただく加算です」などとお伝えすると、説明しやすいと思います。

　まだ心身の不調がそれほど顕著ではない方の場合、「今すぐに関係ある項目ではありませんが、ご自宅で最期まで療養される方に対して訪問看護が主治医などとしっかり連携してサポートした時にいただく加算です」とお伝えし、具体的には書類に記載されている〈提供するサービスの内容〉に沿って説明を深めていきます。

　そうすることで、自宅療養かホスピスか、あるいは病院かの選択の仕方がわからなかった療養者さんからも、今後の療養について少しイメージをふくらませながら看護師への質問が出始め、対話が深まりやすいです。

　エンゼルケアについては、最低限"どのようなケアか"をご説明しておくことで頭の片隅に置いていただき、いざその状況となった時に、ご家族が改めて要・不要を選択しやすくなるよう情報を残します。

　具体的には、「今すぐ決めておく必要はありませんが、お亡くなりになった直後に看護師ができる最後のお手伝いです。看護師だけで行

うこともできますが、ご自宅なので皆さんと一緒にご本人のお身体を整えて、送り出す準備ができます」などと、誰と何をするか、費用がどのくらいかをご説明します。

　ターミナルケア加算やエンゼルケアについては、心身状態の不安定な療養者さんがそばにいる状況でご説明することがはばかられる場合があります。そのような時は記載されている箇所に指を沿わせ、「こういったお手伝いもできます。ご一読いただいて、改めてご説明させてください」と、その場の雰囲気に配慮した対応にとどめることもあります。

書面を読み上げるのではなく、"意味を伝える言葉への変換"を心がける

　様々なサービスを導入し在宅療養を開始される療養者さんは、数々の契約をこなさなければなりません。

　体調もままならない中、初対面の関係事業者と複数の面談・契約を交わすことは、想像以上に疲労されると思います。今こんなにサービスが必要なのか？と実感のないまま受け入れている方の場合も、面倒な手続きに時間を割くこと自体が精神的な負担につながるかもしれません。

　そのような療養者さんに対して契約時に特に配慮しているのは、一方的に書面を読み上げ続けるのではなく、その人にとって特に関わりの深いことに焦点を当て、"意味を伝える言葉への変換"をしながら進めていくことです。

　どういった内容が記載されているのか？が理解できるようにお伝えする――ここを丁寧に行うことで、"難しいこともきちんとわかりやすく説明をしてくれる"という印象を持っていただけるのではない

かと考えます。

　この印象付けは、今後、その他のご相談に発展する信頼関係に結び付きやすいです。（難しいことを言われたけれど、解釈を手伝ってもらえるかもしれない）と感じた療養者さんやご家族は、例えば高額医療費の申請手続きであったり、病状説明の中の理解できなかった文言などについて、看護師にかみ砕いて説明を受けたいと感じるのではないでしょうか。

　ひとつずつ誠意をもってお答えしていくことで、次第に信頼関係が生まれ始めると思います。

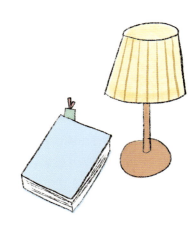

Case 1 最後まで、自分で選択する

　50歳代、息子3人を育て上げ、働き盛りでパート先でも頼りにされる姉御肌の女性が、ある日激しい腹痛に襲われました。時々感じていた腹痛は我慢できなくはないし、多少のことはやり過ごしつつ仕事も生活もテキパキとやりこなす。ご自身の異変もパワフルにカバーされてきた。その女性は、救急搬送先で大腸がん末期と診断されました。

　ご自身の詳しい病状や、これから受ける手術について深く理解する間もなく手術室へ入り、ストーマ造設。3か月と余命宣告されBSC 注）方針を受け入れるしかなく、ホスピスの案内と訪問診療・訪問看護の利用を手配されて退院となったのです。

　初めてお会いしたのは退院当日、同じく働き盛りのご主人と2人でダイニングテーブルに神妙な面持ちで並んでいました。初回往診やケアマネジャー、福祉用具専門相談員の訪問を受けた直後だと知っていたので、（さぞ疲れているだろうな…）（50歳代の女性が突然ストーマ造設されているのだから、ボディイメージの変化をどう捉えているのだろう）（日常生活が一変したのだから、何がわからないかわからない状態かもしれないな）などと想像しながらの契約・初回面談でした。

　事前情報は手元にあり、余命宣告されていることが記載されていました。この場面で最も大事なのは、異変を感じて診断され、考える間もなく流れるように在宅療養へ突入された中で、病院の主治医や往診医からどのように病状説明を受けたのかを知ることだと考えました。山ほど説明を受けているだろうけれど、理解が追いついていない、言葉自体がわからないといったことがないかを知るためです。

　実際には、病状やその進み方については、往診医からとても丁寧に

注）BSC（best supportive care）：がんに対する積極的な治療を行わずに、つらい症状を緩和したりQOLを維持するための治療のみを行うこと。

説明されていました。経過に沿った状態の変化や、悪液質についても含めて、図を使い細かくです。

「そういうことか、そういう意味か」

説明されたことを私に伝えながら「このままガクンと悪くなる…っていうか、その時が来たら急に動けなくなったりするもんなんですか？」「ホスピスの申し込みも案内されたけど、やっぱ行ったほうがいいってことなんですかね？」と初対面のぎこちなさを含みながらの質問がいくつか聞かれました。

（説明された言葉はインプットされているけれど、その言葉がどのような状況・状態を意味するかまでは想像できていないようだな）と感じ取り、ホスピスとはどのように過ごす場所なのか、体調の変化はどのように訪れるのかを中心に、正しく想像できていることを確認しながらお話ししました。

「そういうことか、そういう意味か」──"聞きたいこと"に"わかりやすく答える"ことを繰り返すうちに、余命宣告されたその日を迎えたら突然命が尽きるのではないということがわかると、「仕事の契約更新が余命宣告されたあたり。会社は理解が深く、前に同じように病気をした同僚がいて、それでも契約を更新してくれて、復帰できることを生きる糧にしていた。保険証の都合もあるので自分もそうしようかと考えているけれど、どっちがいいかな…。扶養に入ると自己負担の上限が上がるけど、自分の保険料を払っても結局出費は同じくらいになるかなぁ。どのくらい看護師さんやお医者さんを呼ぶようになるんだろう」と、具体的な相談へと続いていきました。

（ご自身にまつわることや経済面、しっかり生きる時間を知って上手に人生をコントロールしたい方なのかもしれない）（きっとこの方がこのお家の中心で、切り盛りしてきたんだろうな）、そう感じられる対話が続きました。

"生きていくために選択できる医療"があることを知ってほしい

　ストーマ造設以外は入院での体力低下だけが気になる状態、看護師に頼るものはパウチ交換のみ。入院中に交換の手技は獲得されていましたが、腸液が多くヘルニアもあり、面板の再選定が必要な状態だったので、それなりの訪問頻度でした。

　ストーマに関するケアをしながら、日々他愛もない話から病状理解に関する話題まで、少しずつ対話が深まっていった記憶があります。

　(やっぱりこの方は、生きていくために選択できる医療を知るべきだ)、強くそう感じたのは「食べられなくってもいいのよ、家族と食卓囲んで、それっぽい雰囲気さえあれば。それが幸せって感じるんだもん。母ちゃん簡単にくたばんないぜーって感じ」と、"命が尽きるギリギリ可能な時期までそうしたい"と話された時でした。「できる治療はないって言われたけど、本当にそうなのかな、日に日に元気になってるんだけど」──何か希望を見出したような、何かに期待するような活気ある表情でした。

　訪問診療の主治医はとても丁寧に寄り添い、回復をみながら現状の評価と抗がん剤治療が可能かどうかを判断し、受診手配をされました。抗がん剤を1回実施できましたが、副作用が強く、「これはダメだ、寿命が縮んじゃう。もうやらない」「でも1回でもやれてよかった、どんなもんだか知らないで終わるのはちょっとね」、苦しみながらも経験できた治療を人生の一部として取り込む強さを感じました。

　ご本人の性格上、飛んだり跳ねたりするように活発な生活を送り、不可能だと言われた仕事へも時短出勤。職場では「待ってました！」と諸手を挙げて歓迎され、存在感だけで職場が変わる、そういう方なんだなと改めて感じたエピソードも聞かれました。

　ある日、これまでおさまっていた消化器症状がわずかに再燃し始め、夜間にも突然の激しい腹痛や吐き気がみられたことがありました。受診していた訪問診療の体制として、夜間は夜間専門の連絡先へ

問い合わせ、当直医が折り返しの電話で対応するシステムだったことから、ご本人とご主人の不安が速やかに解消される対応が得られなかった場面が数回ありました。

ご本人は"1分1秒も無駄にしたくない、すぐに医者と話したい、苦しい状態の時にはすぐに対処がほしい"との希望が明確でした。つらい症状にすぐに対応してもらい、大切な時間を目いっぱい自分の好きなように楽しみたい、それがご本人の何より優先したいことだったのです。

問題は、医療機関の体制とのミスマッチでした。今の主治医との関係は良好で信頼も深い。有症状時の事前指示もしっかり共有されている。それでも、本人にとっては、夜間緊急時に直接医師が電話を受け、すぐに対応をしてくれる医療機関に変更するほうがよい選択になるのではないか…。

しかし、いくら不安に感じても、他の医療機関や様々な体制があることを知らないその方にとっては、"選択肢はない、そのシステムを受け入れることが普通なんだ"と考えるしかない状態です。私たち看護師はそうではないことを知っているので、とても悩みました。

それでも、「こういうものなの？　みんなそうなの？」——ご本人からこの言葉を聞いた時に、(やっぱり選んでもらおう、情報提供し、悩んでいただこう)と考えました。この方にはご自身で考え、新たな主治医とも十分に関係を築くことができる余力はある、選ぶのは自由だ——そう思い直し、ご本人に夜間緊急時は直接医師が受電する小規模な在宅医療機関もあることをご説明したのです[注1]。

すぐに決断するのが難しい事柄だからこそ、悩む時間を含めてタイミングを逃さず情報提供し、責任を持って決断まで見届ける、決断したあともサポートし続ける。できることは少ないですが、ともに真剣に悩むことを続けました。

注1）医療機関変更の可能性もあるような重要な情報提供をする際には、必ず関係する医療機関、ステーションのスタッフと検討を重ねています。

本人が選択した"したいことをし続けるための医療"

　結果的に、ご本人とご家族は自らの意思で在宅医療機関の変更を選択しました。

　そして、病状の変化ごとに様々な局面を乗り越え、摂れるエネルギーが減ってきたら高カロリー輸液を可能にするため CV ポートを造設、症状コントロールのための CSI（持続皮下注射）導入、イレウス管の留置から PTEG^{注2)}による経管ルートへの変更、水腎症の増悪があった際には腎ろうを造設…と、ご本人もご家族も、"生きるための手段は何でも試す"という姿勢で様々な処置を乗り越えていきました。イレウス管についても、「こういう処置が必要になるかもしれない」と事前に情報提供していたため、「YouTube で勉強したんだけどさ、飲み食いして（腸が）詰まっちゃうなら、（入れた）チューブから出せばいいってことだよね！ 出せれば味わったっていいよね！」と、実に前向きに医療を使いこなしていました。新たな主治医もこの姿勢にしっかり寄り添い、処置が可能な医療機関を探し、様々な手配をされました。

　増えていく医療機器、そのつど主治医からは導入した場合のメリット・デメリットが説明され、看護師はその説明をさらにかみ砕き、どのような機器なのか、どのように管理するのかの丁寧な説明を重ねていき、ご本人の意思で新たな医療を取り入れていったのです。

　（指導度外視でいろいろ食べまくってるのはバレてますよ）と心の中でつぶやきつつ、「今日はジュースと卵豆腐だけ食べた～」というかわいい嘘に、（頼むからチューブが詰まる大きさのものだけは気をつけておくれ…）と、これまた心の中でお返事し、見守りました。

　したいことをし続けるための医療を受けながら、ご本人は眠りが深くなり、旅立つ 3 日前まで家族と食卓を囲みカツサンドを味わったのです。

注2）PTEG（経皮経食道胃管挿入術）：見た目や顔周りに不快・負担が少ない方法として、イレウス管の代替手段として選択しました。

シャワー浴介助は看護師泣かせの管の数、ご本人も大変だったろうと思い返します。浴室では、夫の心配、息子たちへの想い、最期の時に向けた葬儀の相談、たくさん心の内を聞かせていただきました。

結局のところ、心配していたのは医療者だけで、ご本人とご家族は"次の楽しみ""次の目標"と、楽しい計画を次々に実現させていきました。新設のテーマパーク、何十年も大ファンのアーティストのライブ、一泊旅行。「やりたいことは絶対にやる！」を体現されていました。

定期的にまつ毛エクステも通われていたので、私のまつ毛を見て「ブルーもかわいいね！ 今度やる！」と言って紫色のまつ毛に変身、「どう？ どう？」と美容についてもおしゃべりしながら情報交換を楽しんだのは、私だけの思い出です。

療養者と訪問看護師の関係だったり、子育てや美容や仕事への想いを語り合う同志として、気がつけばとても深いつながりが生まれていたように感じます。

最期のお別れになった夜は、彼女の大好きな「ハリー・ポッター」が放送されていて家族全員がそばにいる、そして看護師として私が初回訪問をした日からぴったり 1 年経った日の夜でした。

少しバラついてしまった紫色のまつ毛を、(私たちまつ毛はこだわるよね)と心の中で話しかけながら丁寧に整え、ご主人にも「これだけは絶対キープしてくださいね！」とお伝えしました。

涙と和やかさと、とても大きな喪失感がぐるぐると巡る空間にお別れを告げ、ご挨拶をして玄関を出たあと、こみ上げる感情を抑え込むのが少しつらい夜でした。

今、改めて振り返ってみると、初回訪問時、一つひとつの疑問にしっかりとお応えしたことで、一緒に悩み、情報提供や解釈のサポートを期待できる存在として認識していただき、ともに悩み、様々な選択をするための仲間として訪問看護師を療養生活に引き込む決断をしたのもまた、ご本人だったように思います。

Chapter 2
その時が近づいてくるまでに
──じっくりと対話を積む

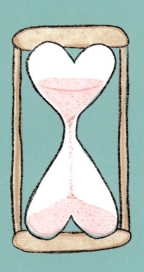

応え続ける

「あとどれくらいですか?」に含まれる想いを推察する

　ご家族やご本人からの「あとどれくらいですか?」という問いかけには、少しドキッとしたり、返答に詰まることがあるかもしれません。動揺する気持ちを抑えて、"その問いの真意"に触れられるよう耳を傾けます。

　「先生からは、どのようにご説明がありましたか?」と、落ち着いてゆっくり聞き返してみると、"純粋に(命があるだけでなく)会話ができる残り時間を知りたい"のか、"病状の変化をイメージできていない"のか、あるいは"漠然とした、モヤのような不安をどう表現すればよいかわからない"など、何に対する不安や疑問が「あとどれくらいですか」という表現につながったのかがわかってきます。もっと基本的なところで、"主治医に直接尋ねるのが少し怖い"という場合もあるので、「医師から説明がされているか」の確認から対話を深めていきます。

　答えづらい問いかけではありますが、主治医ではなく看護師に質問された意味を考え、向き合うことが必要な場面です。そうすると、(これから痛みが出てくるのかなぁ)(出かけたりしてもいいのかなぁ)(急に身体の変化が訪れるのだろうか)(トイレに行けなくなることがあるのか)などの不安や疑問が少しずつ言葉になり、何を補足すればその不安が解消されるのかがわかってきます。そのつど必要な説明を行い、主治医などとの情報共有をしながら不安や疑問に応えていき、これを繰り返していきます。

　「あとどれくらいですか?」という問いかけは、ご本人やご家族が、今後の限られた時間を何に、どう使いたいと考えているのか、表現しきれなかった不安や疑問に触れる機会になります。

ご家族にも同様に、必要な情報を重ねてお話しする

「あとどれくらいですか？」がご家族からの問いかけだった場合には、もう少しストレートに「ご不安ですよね…、どのくらいというのは、お時間的なことですか？ 何かご説明できることがあればお話しできます」と返答し、ご家族にとって必要な情報や知識、心構えなどを何度でも重ねてお話ししていきます。

場合によっては〈お看取りが近くなった時に訪れる身体の変化〉について記載されているパンフレットをお渡しし、一緒に読み解いていくなどのサポートをしていきます。

目標や計画があれば、時機を逃さず
実現に向けて動く

対話を重ねながら、「何かご予定されていることがありますか？」と質問を差し込んでみると、「会っておきたい（会わせたい）人がいる」「行きたい（連れて行きたい）場所がある」といった目標も聞かれることが多いのではないでしょうか。中には「復職したい」「旅行に行きたい」など、労作の伴うご本人の計画が聞かれることもあります。

症状を維持しながら、たとえ医療機器による管理が伴っていたとしても、実現可能にするための工夫や根回し次第で叶うことも多いので、時機を逃さず実現できるようアドバイスを重ねていきます。

例えば、予定する旅行がひと月先だったとして、現状の体力や病状の経過から"行けたとしても存分に楽しめない状態かもしれない"と推測される場合もあります。主治医と相談しながら、ご家族に「楽しめる体力がある時期に調整できないでしょうか？ ○○頃に前倒しはできませんか？」と具体的に提案をすることもあります。

療養中だからこその不安や疑問に応え続ける

　病状の理解はしているし、この先の変化も知っている。でも今の時間をどのように過ごせばいいのか、病状により変化しやすい健康状態にあるために"してはいけないこと"があるのではないか、といった不安も多く聞かれます。

　ごく一般的なことでも、"療養中の自分にとってどうなのか"と、判断を求められる場合もあります。例えば、「愛用していたサプリメントを飲んでもいいのか？」「散歩はしてもいいのか？」「美容院に行ってもいいのか？」「毎日お風呂に入らなくてもいいのか？」などなど、その疑問は様々です。

　健康な時には疑問に思わない小さなことでも、療養中の方々にとっては常に抱える迷いや悩みから大きな不安の種になることがあります。そのことを忘れず、主治医と連携しながら正しい見解をもって"不安や疑問にきちんと応える姿勢"で関わり続けることが必要です。

　あの人はこう言った、この人はこう言った、先生はこう言ってた…といった混乱を招かないよう、提供する情報に齟齬が生じない連携・共有を心がけます。いったん齟齬が生じると、些細なことでも不安が増し、不信感につながりやすいことを忘れてはいけません。

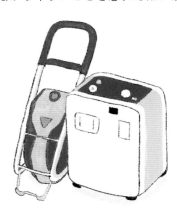

確かな多職種連携が療養者さんと
ご家族の安心につながる

　提供する情報に齟齬が生じない連携、病状の変化に対するタイムリーな介入…。在宅療養は訪問看護だけですべてをカバーできるものではありません。医師、ケアマネジャー、ヘルパー、もちろん同僚の看護師とも連携をしていくことが不可欠です。

　長い療養生活で生まれた様々なエピソードについては、長く関わっているケアマネジャーが詳しく知っていたり、きめ細やかに清潔ケアを提供してくれるヘルパーがいたり。急な介入のために集結した多職種の関わりの場合では、介入頻度の高い訪問看護師が療養者さんにまつわるエピソードを知る機会が多いこともあります。それぞれのケースに合わせ、得意分野をうまく生かし連携を深めると、療養者さんやご家族は安心されるのではないでしょうか。

療養者さんの困りごとには、チームで連携、
速やかに解決策を探る

　"安心につながる連携"——言葉でいうのは簡単ですが、実際はなかなか苦労を伴い、配慮を必要とする場面が多いものです。訪問看護事業所内だけでも、"A看護師の言うことは受け入れやすいけれど、B看護師の言うことはなかなか受け入れてもらえない"というようなケースに出合ったことがあると思います。そういった場合も、A看護師一人が「頼られている！　私がんばらなくちゃ」と一人で抱え込まずに、（どういったところに原因があるのだろう？）と考えてみます。

　看護スタッフと療養者さん双方の状況をよく観察し、お互いの想いに耳を傾けてみると、ケアの段取りや伝わりづらい言葉、対話不足か

ら打ち解けられない雰囲気が続いているなど、"原因となるエピソード"に近づけることが多いのではないでしょうか。事業所全体でしっかりと療養者さんをサポートできるよう、情報共有や日々の看護を振り返るなど、連携をしっかり行うことが求められます。

　また、療養者さんに近い場所で心身のサポートをする訪問看護師は、関係するスタッフ全員が安定して関わることができるように、対応に関する"困りごと"を解消することも大切な役割と考えます。

　例えば、他事業所のスタッフへの不満が療養者さんやご家族から聞かれた場合、まずはしっかりと傾聴します。過度な共感でその問題を際立たせるような反応はせず、「今回のお困りごとは私のほうからうまくお伝えしておきますね。皆さんしっかりとサポートさせていただきたいと考えられているので、こんなふうにお話しくださったほうが助かると思います」などと返答し、他事業所には"このような発言があった、こうするとご要望にお応えできると思う"など改善策につながる共有・提案をします。大切なのは、療養者さんやご家族に同調しすぎて、必要以上に不信感を煽らないことです。

　療養者さんやご家族から打ち明けられた困りごとをいかに受け止め、解決の道を模索できるか、を常に心に留めておきましょう。中心に置くのは"療養者さんの困りごと"で、誰かの失態ではありません。関係スタッフみんなで信頼度を増していけるように、まずは"速やかな共有"がポイントです。

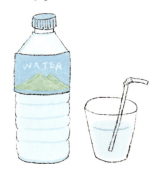

今しか聞けないことは、タイミングを逃さず聴く

　訪問に伺う際は、限られた時間内で、どこに重きを置くかを常に意識します。(今日は身体的なケアのあと、玄関先でご家族の不安に思うことを伺う時間を確保したほうがよさそうだな)とか、(今日はケアをしつつ、じっくりご本人の話を伺おう)などと、時間配分と段取りを考えながらケアにあたります。

　時には、退室間際に療養者さんやご家族が"今しか聴けない話"を口にされることもあります。例えば、何度か提案してきた介護サービスの利用をためらう理由、薬を指示通りに飲まない理由、なぜか避けてきた家族の話など、ようやく打ち明けてくれそうな雰囲気を感じられたら、そのタイミングは逃したくありません。予定時間を超過してもしっかり真剣に話を聴きます。

　次の予定が気になり、焦って曖昧に話を聞いたり、打ち明けようとしてくれている何かを次回に持ち越すことで、療養者さんにとって機を失する状況にしてしまうことは、なるべく避けたいと考えます。タイムマネジメントも訪問看護師にとって必要なスキルですが、ここぞというタイミングは逃さずキャッチすることも大切な姿勢です。

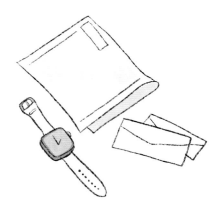

その先を見据えて関わる

今後の経過の中でご本人やご家族が抱える
疑問を想像し、応えていく

　療養者さんのほとんどは、老衰を含め、様々な疾患によりいずれは終末期状態に移行します。それぞれがどのような病状の経過を辿るかという医学的知識は看護師としてすでに学んできているものもありますし、そのつど学び、確認しながら対応していくことも可能です。

　しかし、ご本人やご家族が知りたいのは、「病気がどういう原因で起こるのか、どのように進行していくか」などの医学的知識そのものだけではなく、病状の進行に伴って現れる現象や、生活上の変化、心身の変化です。

　「今飲んでいる痛み止めが効かなくなってきたら、どうすればいいの？」

　「飲んだり食べたりできなくなったら、どうなってしまうの？」

　「トイレに自分で行けなくなったら、どうするの？」

　「いつか話すことができなくなったら、誰が気持ちをわかってくれるの？」

　ご本人やご家族が今後続く生活の中でどのような不安や疑問を持つのかを想像し、その疑問一つひとつに応えられるだけの知識と、相手が理解できる言葉で説明する力が必要です。正しい知識はもちろんのこと、看護師自身の"生活者としての想像力"が大切なのです。

　飲食ができなくなったり、トイレに自分で行けなくなるのがどういうことか。そうなったらどのような工夫ができるのか——基本的なこ

とですが、人としての尊厳、さらには"その方の"尊厳を守り続ける視点を持って、医療的な思考に偏らず、生活者としての柔軟な想像力、発想力を備えておきたいと考えています。

想像を巡らす大前提は、相手がどういう人かを知っていること

　ご本人やご家族が何を疑問に思うか、不安になりそうかを想像するためには、「相手がどういう人か」を知らなければなりません。これは初回訪問の時から大切にしたいことです。

　例えばお腹が痛い時に、「そのうち治る」と捉えるか、「病気の進行の重大なサイン」と捉えるかは、その人によって異なります。不安になって頓服をすぐに飲む、看護師にすぐに相談する、痛みがよほどひどくならないと周囲に伝えないなど、その後の対応や乗り越え方も、人によって違ってくるでしょう。

　療養者さんがどのようなことを好み、信じ、楽しまれるのか、どのようなことに不安を抱きやすいのか、ハプニングや体調不良時はどのように対処されてきたのかを知っていれば、こういう状況になったらどうするかな、何に困るかな、それならどういったアドバイスをしておくとよいかな…と想像を巡らすことができます。そうしながら、ご本人やご家族の疑問や不安を一緒に一つずつクリアしていくことも、看護師の大切な役割です。

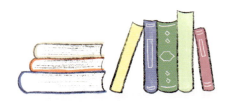

私たちの目の前の療養者さんの"今"だけでなく、"前後"までを意識する

「相手がどういう人か」は、固定されたものではありません。心もちや考え方は常に変化します。自分自身もそうですよね、看護師としての自分と、プライベートでの自分は違いますし、その日の体調や機嫌によっても、相手からみた"私"は、違う印象を与えるかもしれません。

相手のうつりゆく心までを捉えていくためには、"今ある地点は前後の出来事に影響を受けるもの"だということを理解し、対話を重ねます。関わった瞬間の前後にもつながった時間の流れがあり、今目の前にいる相手の心身に影響を与える"何か"があったかもしれない、表現されない秘めたる想いや察知しきれていない違和感があるかもしれないことを意識する必要があります。

例えば、普段はにこやかな方なのになんだか今日は活気がない、口数が少ない、そんなこともあります。そんな時も「あれ？ 今日なんかおかしいな」で終わらせず、（何があったのかな）とその変化の背景にある"何か"に思いを巡らせます。

様々な関係者の助言から、あるいはご自身の心の内に生まれた思いから考えごとにふけり、まとまらない気持ちを表現できないために活気がないように見えることもありますし、これまでになかった不快症状がわずかにみられ始めて、訴えたほうがいいのか気のせいなのかと口をつぐむこともあります。

あるいは症状と関係なく、友人知人や家族関係で情緒を揺さぶられる出来事があったかもしれません。

私たちが見ている状態は、長い1日のほんの1時間程度、1週間に1度の訪問であれば168時間分の1、とてもわずかな時間なのです。

バイタルサインは普段と変わらない、急を要する所見はみられなかったとしても、普段と違う様子だなと感じた時は、看護師のセンサーが何かに反応しているのだと思います。

対話を重ねながら原因として見えてくるものがあったり、受け止め傾聴したりすることで心が回復する場面もあるかもしれません。

薬への抵抗感の背後にある誤解を解く

もともと薬を好まない方、特に医療用麻薬に抵抗がある方にも出会ったことがあるのではないでしょうか。

医療用麻薬が処方されていても"麻薬"という言葉に敏感になり、怖がって使用されない場合があります。うまく活用できず症状のコントロールが困難になっている場合は、薬に対する理解が十分でないのかもしれません。医療用麻薬についての正しい理解のためには、医師や薬剤師の力を借りて説明を重ねたり、医師の管理のもとで適切に処方されるため安心して使用できることをお伝えするなど、誤解を解いていく作業が必要です。「薬を使うことで、便秘がちになったり眠気が出やすくなることもあるかもしれないけれど、先生と相談しながら対処していきますね」と、適切に使えば怖くない薬であることを理解していだたいた上で、療養に取り入れられるようなサポートをします。

場合によっては「痛いとか苦しいとか、生活しにくい症状はコントロールして、過ごしやすい状態でいるほうが気持ちも身体も楽になれるし、よい時間を持ちやすいと思います、お薬をうまく使いこなしましょう！」など、"あくまでも療養者さん優位に、医療は生活のために使いこなすのだ"と捉えられるような言葉でお伝えすることもあります。

現状維持のため、さらには QOL の向上のためには"薬への理解"が不可欠と考えます。

Chapter 2 その時が近づいてくるまでに——じっくりと対話を積む

「薬が上手に効いてよかったです!」

　「それでも薬が増えるのは嫌」という場合は、必要な処方を導入するタイミングを見逃さずに「いつでも、また相談ができる」ことをお伝えしながら、症状や生活状況の変化を見守っていきます。

　経験上、医療用麻薬を頑なに拒否し続ける方でも、症状が進んでくると、どこかの時点で受け入れられるようになることが多いです。実際に使ってみて、「こんなに楽なんだ」「もっと早く使えばよかった」ということはよくあります。

　そのような場面では、そのタイミングがその方にとってのベストであったのだと受け止めるようにしています。医療者として、「こうすればよかった、こうしなければよかった…」という気持ちは様々な場面で感じやすいですが、人それぞれのこだわりや乗り越えなければ触れることができない物事もあります。「薬が上手に効いてよかったです!」と、決断までの過程も含めて前向きに受け止める声かけを心がけています。

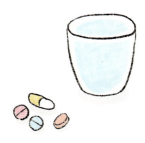

46

安心を置いてくる

医療者がいなくても穏やかに暮らせるよう
"安心を置いてくる"

　療養者さんやご家族から、事務所や緊急携帯に同じような内容の相談や不安に関する連絡が何度も入るという場合、訪問時での関わりを見直す必要があるかもしれません。

　ご自身がこれまで大きな病気とは無縁だったり、ご家族にこれまで介護経験がなかったりする場合は特に、「これでいいのか？ こういうものなのか？」と、どこまでが許容すべき範囲なのかがわからず、不安が募るケースが多いようです。「いつでも連絡してください」「いつでも行きますよ」ではなく、起こり得ることをイメージできるように説明し、それが実際に起こった時に対処できるようにしておくことが必要です。そして、医療者がいなくても家族だけで穏やかに過ごせるように"安心を置いてくる"ことも、訪問看護師の大切な役目です。

　例えば、よくあるシチュエーションとして、連日の点滴指示があった時などです。点滴の管に小さな気泡が入っていても心配（怖い）だろうし、ロックしたルートに血液がうっすら逆流するのを見ても心配（怖い）だろうなと、それを初めて目にしたご本人やご家族がどれほど緊張し、不安になるだろうかと想像するのです。

　私たちには見慣れていて"問題ない"と判断できる物事でも、介護や看護の経験がなければ、その判断はできません。「こういう時はこうするとよいです」「こういうことがあるかもしれませんが、このように対処すれば問題ないです（あるいは何もしなくても問題ない）」など、"なぜ大丈夫なのか"と必要な対処方法をじっくりと、丁寧にご説明してみてください。

すぐに駆けつけて対処し、「さすが看護師さん、助かるわ〜」と重宝されるとうれしくなりますが、場合によっては医療者への過剰な依存につながってしまいます。

看護師の適切なアドバイスで小さなトラブルや不安を乗り越え、安定した生活が成り立つような“看護”をすることで、緊急コールや頻繁な連絡は回避できるのではないでしょうか。

緊急携帯＝ナースコールではない

「何かあったら連絡ください。すぐに行きますから」と緊急携帯の番号を伝えるステーションもあります。行けば収入になるのですから、それもひとつの方針かもしれません。緊急携帯をナースコールと同じ感覚で捉えている訪問看護師は、案外多いような印象があります。

しかし、平常の定期訪問で必要なケアや適切な支援を行い、次の定期訪問まで緊急携帯をかけることなく穏やかに過ごせるよう必要なアドバイスをすることが訪問看護師の役割でもあります。

日中にご説明しておけば混乱なくクリアできたと考えられる内容の緊急コールも、よくあるのではないでしょうか。そういった時は日々の関わりを振り返り、訪問時の限られた時間の質を向上させるチャンスです。“起こるかもしれない事態”を理解しやすく説明し、その時の対処方法をお伝えしておくことで、ご家族が慌てたり過度に混乱することのないようにしておきましょう。そしてご自身で対処が難しい時や判断に迷った時には緊急携帯を活用してもらうことで、療養者さんに余計な“悩む時間”を使わせずに済みます。

最初はどのような時に活用したらよいかわからず、まったく活用しなかったり、逆に小さなことでも心配で頻繁に連絡がくることがあるかもしれません。でも丁寧にやりとりを重ねていくと、ご本人のセル

フケア能力やご家族の介護力の向上につながり、緊急携帯をどのように活用するかも自然と理解できてくると思います。

　緊急訪問の連絡以外にも、「こんな状態だけど大丈夫？」「日中はゆっくり相談できないけれど、夜なら時間が取れる」など、必要な場合には時間外に対応できる緊急携帯を活用してお話を伺うことがあります。場合によっては画像や動画を共有していただき、その状態についてのアドバイスをすることで稼働しなくても対処できる方法をお伝えできるので、訪問する側・される側双方の身体面、コスト面において負担の軽減につながります。

今まで身近でなかったものを、
自分自身の一部にしてもらう

　新しい医療機器の導入をする際など、療養者さんやご家族だけでは思慮を巡らせきれない問題について、選択の手助けをするのはとても大切なことです。ただ、不十分な説明をして余計に不安にさせてしまったり、難しい説明をしすぎて混乱させてしまわないよう十分注意を払うことも必要です。

　例えばCVポートひとつとっても、使用するポートによっては採血ができないタイプもあったり、管理のために必要な処置、ポート造設のためにかかる時間、通院回数など、療養者さんにはよくわからないことがたくさんあります。「ここのあたりにポートを入れて、そこに針を刺して…」などと説明をしていると、針を刺すという言葉が出た瞬間に不安や恐怖心が見え隠れする方がほとんどです。CVポートって何？と質問されて、手順の解説のみで説明した気にならず、それにまつわる情報や、説明すれば理解して療養の一部と受け入れられるような臨場感のある説明が必要です。

　例えば、"針を刺す際に痛みがあるのか？""その手技は誰が行うの

か？" さらには、"それをすることでどうなるのか？""安全性
は？""自分にとってメリットがあるのか？"という手技にまつわる正
しい情報提供や取り入れた場合のイメージを、時には絵を描いたりイ
ンターネットを活用したり、使えるツールはフル活用し、身近でな
かったものを自分自身の一部にしていくお手伝いをします。

病院経由で生じた不安の種には、情報共有と根回しで対処する

　「病院の先生が、在宅の先生はこの分野に詳しくないのかな、って
つぶやいていたんだけど…。何か見落とされて今のような苦しい状態
になっているのかと不安になってしまって…」

　「外来の看護師さんが、家に来る看護師はあなたの治療をしたあと
の身体の変化をよく知らないんじゃないかと言っていた…」

　これらは、実際に私が療養者さんから聞いた言葉です。普段の生活
状況を把握しながら総合診療的な補助をしている私たちにとっては、
少し気になる"医療者のつぶやき"ですよね。これらの"要らぬひと
言"は、確実に療養者さんやご家族に療養上の不安を新たに植え付け
ます。でも残念ながら、訪問の現場ではこういったことが起こりま
す。"起きてしまった出来事"には、"対処"をします。

　専門診療科の視点と総合診療の視点では最優先事項が少し違うこと
があり、相入れない意見も出てくるでしょうし、気を張って出向く外
来での様子とご自宅で過ごされる様子の違いを見たことがない看護師
は、目の前のその方を見て判断せざるを得ない場合もあるでしょう。
それぞれに発する言葉には意味があるのだとしっかりと捉え、主治医
同士で意見を交わしてご本人への説明を統一していただくようにはか
らったり、外来看護師へ電話での情報共有を行うなど、"確実な情報
共有と対応に関する根回し"をするのです。

「病院の先生からこんなことを言われたんだけど…」

「病院の看護師さんの言葉がどうしても気になって…」

療養者さんやご家族から考察を求められることは多々ありますが、そこで一般論を超える憶測はお話しせず、「先方にご自宅での状況が十分に伝わっていない可能性があるので、お話ししてみますね」などとお伝えすると、少し安心されると思います。

看護師の影響力を自覚する

看護師の「大丈夫」というたったひと言が、療養者さんやご家族の不安を一気に安心に変えることもあります。「看護師さんが大丈夫って言ってくれたから、大丈夫！」と、不安をやり過ごすことができる——これは看護師が使える"魔法"かもしれません。

ただし、"大丈夫の魔法"は、まったく根拠なく使えるものではありません。相手の不安を受け止め、確かな知識のもとに「こういうふうに過ごせば大丈夫ですよ」「こうすれば大丈夫ですよ」などと、相手の心にすっと落ちる表現で伝えてこそ、"魔法"になります。

療養者さんやご家族に、看護師の言葉は大きな影響を与えます。看護師は、医療者というだけで信頼を得られやすい——「看護師免許」って不思議な効力があるんですね。だからこそ、その影響力の大きさには自覚的でありたいものです。

ご家族は「そこに居るだけで意味がある」ことを伝えておく

看護師は、つらい場面は見せないようにしようとか、大変なケアは看護師がやりますから！ と懸命になるあまり、家族に無力感を感じ

させてしまうことがあるように思います。

　老老介護で実際に手をかけるケアが難しい場合もありますが、何を したらいいのかわからない、身体に触れるケアが怖い、という方もい ます。まずは、「家族としてそこに居ること」だけで意味があること を伝えておきたいところです。その後、療養生活が進む中で、タイミ ングを見計らい、お顔を拭く、足をマッサージするなど、少しずつで きるケアの工夫を伝えていきます。

　「お口の中が乾いていたら、お水を浸したスポンジなどでくるっと 拭いて湿らせてあげてくださいね、ガーゼでもいいですよ」などと実 践してみせ、家族の"それはできそう""やってみたい"を引き出して いきます。

　「何にもできない」と言っている場合でも、よくよく伺うと細やか にご本人の手助けをされていることがほとんどです。それに気づいて いただくための声かけも重要です。「お身体、きれいに拭いてくだ さったんですね、気持ちよかったでしょうね」などのひと言がある と、ご家族の自信にもつながります。

ご家族の介護力に応じた提案やアドバイスを

　身体的なケアなどお世話をすることに一生懸命なご家族には、工夫 の効いたきめ細かいケアの方法をアドバイスしています。ご家族が 細々とした工夫を取り入れ、楽しみながら身体ケアを提供できると、 「何かをしてあげられた」と思える経験をたくさん積んでいただける と思います。

　例えば、「お顔を拭く時、タオルを濡らして電子レンジで温めると アツアツになって便利ですよ。床屋さんでやるみたいに首の後ろに そっと当てたり、鎖骨のあたりも温めてあげるとほーっとしますよ」

「(寒い時期は)ボディクリームを容器ごとお湯の中に入れて温めておくと、お身体に触れた時にヒヤッとしませんよ」など、簡単でもご本人への配慮が感じられるケアはお互い心地のよいものになるでしょうし、"やってよかった""またしてあげたいな"と、自然にケアを重ねられるきっかけになっていくと思います。

一方で、身体的なケアをしたり、不衛生なものに触れることがどうしても苦手という方もいます。"家族関係がいい＝介護力が高い"ということはなく、自分以外の身体はどう触れたらいいのかまったくわからない、ということもあります。

家族だからこれくらいできるだろうと決めつけず、それぞれのキャパシティを見極めながら、「できそうなこと」を提案していきます。

ご家族の張り詰める気持ちをゆるめる

病状が進行し、身体ケアが多くなってきた時も、他者を頼らず一生懸命なご家族もいます。「少しでも何かしてあげたい」気持ちで常に気を張り詰めているかもしれません。十分に休息が取れているか、疲労の色はないか、どれかひとつ手放せるものがないか——そういった視点からのご家族へのサポートはさらに厚みを増していく必要があります。

ご家族との対話も十分に重ね、疲労があってもご家族が続けたいケア、看護師が代替したり一緒に行うことでご家族の気持ちが安らぐケアを見極め、提案もしていきます。

ずっと見守り続けなくても大丈夫、お皿を洗う音や子どもが走り回る音、心地よい雑音は極上の BGM です。「自分が見ていなかったらこうなったんだ」と思ってしまうことのないよう、気持ちをゆるめるクッションを敷いておきましょう。

サインを
見過ごさない

病状が一段進んでいくサインを見過ごさず、
客観的に事実を伝える

　それまで比較的穏やかに過ごしていたのに、誤嚥性肺炎などをきっかけにして一気に消耗が進むことは珍しいことではありません。誤嚥性肺炎を繰り返して、そのつど持ち直してきた療養者さんの場合、ご家族は「まさか亡くなることはない、今回も大丈夫」と思っていることが少なくないように思います。一方で看護師は、日頃から観察やケアをしていれば、「今回ばかりはシビアかもしれない」という経過が見える場合があります。

　例えば、これまでは発熱しても数日で解熱していたのに、上がったり下がったりを繰り返してなかなかこれまでの様子に戻らない、口から食べる・飲むことができなくなってきているなどのサインは拾いあげることができます。その変化をご家族が理解しないまま、ご本人の様子が悪化していき亡くなってしまうと、「突然のお別れ」という印象が強くなり、ショックや悲しみがより深まってしまうことにつながります。

　これまでとは異なる病状の変化を察したら、主治医とどのように病状説明を重ねていくかを相談します。深刻な病状説明後のご家族はとても動揺されるため、しっかりと想いを傾聴し、心構えやケアの方法、見守り方などをお伝えします。

　私たち看護師も多くの方々と関わってきて、深刻な状態から回復さ

れるケースに出会ったこともあるでしょうし、"もしかしたらまた元
気になってくれるかも！"という気持ちが捨てきれない時があります
よね。とても難しいところなのですが、感情のままに「きっとまた元
気になる」と励ましてしまうと、現状の理解をより複雑にしてしまい
ます。「飲食が難しい状態で発熱が続くと、より消耗してしまう」「病
気自体がエネルギーを使っている」など、お別れが近い状況をイメー
ジしやすい表現でお伝えし、予測できる変化をわずかずつでもご家族
が理解できるようなサポートを心がけています。

今後の経過がイメージできるよう説明する

　病状に変化が加わり、心身の状態にも変化が訪れた時、ご家族が正
しく現状を理解されていると、療養方針は自然と道筋ができるように
思います。さらに、ご本人の要望・希望が十分に共有されていれば、
ご家族も迷いなく選択を重ねやすくなります。

　介入開始時や普段の関わりの中で、"もし状態に変化が生じたらど
うしたいか"を話し合っておくことはとても大切です。

　在宅診療や訪問看護を利用しているからといって、通院や入院治療
がすべて断たれたわけではなく、必要時に医療を足す可能性も含めて
意向を確認していきます。

　例えば、一時的に入院加療を取り入れながら在宅療養を継続する
か、それとも在宅で可能な限りの症状コントロールを試みて療養を続
けたいか。置かれた状況にもよりますが、それまでの闘病歴の中で長
期入院を繰り返されていたり、入院環境をどうしても受け入れられな
かったりする場合などは後者の選択もあります。その意思決定に関し
ては、いつ心変わりしても対応できることをお伝えし、療養者さんが
選択した方針を支援していきます。

　ご本人がその意思を表現できない状態であった場合でも、普段から

の考えや意向を知っていれば、ご家族は入院あるいはホスピスを選択されたり、このまま在宅療養を継続し必要な支援者を増やす調整も受け入れやすくなります。

入院や治療などの変化がある時は、特に細やかな連携が不可欠

　一時的に入院加療をするという選択をされた場合、入院が及ぼす影響や治療の有効性など主治医の説明後のフォローがとても大切です。"どのように説明を受けたか""判断に迷うわからない言葉や内容はなかったか"などを確認し、「そうした場合・しなかった場合、どのような経過をとりやすいか」までをしっかりと理解し、納得できるように説明の補足を繰り返します。

　決断を焦らず丁寧に説明し、病状の変化とそれに伴うサポート方法の変化をイメージできるように対話を積む、これを繰り返すことがどの段階でも最重要事項です。

　がんの末期状態と診断され、BSC方針と言われていても、在宅療養で体力が回復し化学療法にトライする方もいます。症状緩和のために様々な医療処置[注]を加える方もいます。これらの処置や治療を選択する際には、十分な説明を重ね、納得して取り入れるためのサポートが必要不可欠です。

　入院を伴う処置の場合は、自宅での療養と入院加療のつなぎ目を丁寧になだらかにするために、その後の生活をイメージできるような説明と、医療連携が重要になります。

　また、できる限り訪問看護サマリーを準備し、どのような思いでこ

注）CSI（持続皮下注射）や薬剤調整以外にも、胃ろう・CVポート・腎ろう・ストーマの造設といった外科的処置があります。

の治療（処置）に臨まれているのかも含めて、医療機関にも共有していただくようにしています。例えば、「CVポートを増設するにあたり、少しでも栄養補給が叶って外出できる活力を得たいと思っています」などの情報は、"CVポート造設"とだけ伝える情報とは、まったく厚みが違います。

　サマリーの準備が間に合わない場合は、病院の医療者と直接電話で言葉を交わすほうが、より温度感が伝わるのではないかと思います。

　処置のためだけに通院される場合であっても、受け入れる病院が療養者さんに少しでも"愛着"をもって対応していただけるといいな、という気持ちで情報共有するのです。積極的に関係機関との共有に努めることも、訪問看護師の役割ではないでしょうか。

　「あの患者さん、どうしたかな」——意外と、病院ではこのような思いを感じている医師や看護師も多いのではないかと思います。

　積極的な治療をしなくても、要所要所で病院に頼ることもあります。どんな思いで、どんな生活をしていたか、どんな人柄でどんな家族関係か、病院で処置を受けたあとにこんなふうに過ごされている、などの情報少しでもフィードバックすることができたら、ご本人を支えるチームとしての一体感も深まるのではないかと考えます。

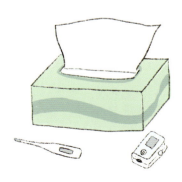

Chapter 2 その時が近づいてくるまでに──じっくりと対話を積む

Case 2 その先を見据えた"安心"を置いていく

〈ADLベッド上で末梢点滴のみ、お看取り目的になります。いかがでしょうか？〉──連携する機会の多い在宅医療機関の相談員から、一通のメッセージが届きました。

70歳代の独居女性、ご自宅で脳梗塞を発症し、連絡が取れないことを不審に思い訪れたご家族が倒れているご本人を発見し、救急搬送されました。入院中にDVT（深部静脈血栓症）も発症。上部消化管出血も併発したため積極的治療が困難になり、ご自宅看取りを前提に退院前カンファレンスが開かれました。

「苦痛になるものはすべて取り除きたい」

（独居でご自宅看取りか…毎日点滴する可能性があるって言ってたなぁ）と、詳細情報はほぼない状態で向かった退院前カンファレンスは、集合時間を勘違いして20分遅刻。それがご家族との初対面でした。

小さな部屋にご家族と相談員、ケアマネジャー、リハビリスタッフなど総勢10名ほどがぎゅうぎゅう詰めに座り、テーブルの上には1台のパソコン、病院の主治医は外勤先からのオンライン参加のようでした。

遅刻したため、冒頭どのような病状説明がされたのかまったくわからない状態で着座し、ご家族を見渡してみると、全員険しい表情で言葉数も少なく、その雰囲気からは不安と困惑が入り混じったような空気を感じました。

顔なじみの相談員の隣に座り、たった今までの情報メモを見せてもらうと、なるほど…入院中は末梢輸液のみ、経過や精査の結果を合わせ、経口摂取できるほどの回復は困難と判断、ご家族にはこのカンファレンス前に別席で「余命は数日〜10日程度」と説明されていた

ようです。この情報がベースにあったので、深刻で複雑な表情を浮かべていたのは無理もありません。

「点滴はなかなか入りづらく、針を刺すのが苦痛になるならかわいそう。退院と同時に輸液は一切やめて、しっかり看取りたい」というご希望がカンファレンスの前にご家族からあったことを、病棟看護師がそっと教えてくれました。

突然の余命宣告、そしてずらりと揃った関係者を前に、ご家族は「誰が何を、どこまで手伝ってくれるんだろう？」「これからどうなるんだろう…」——そんなお気持ちだったのではないかと思います。

不安の大きな要因は在宅での吸引と点滴

入院中は1日1,000 mLの輸液を行い、1日最低3，4回は吸引が必要な状態。退院後も頻回な吸引は必須だろう、と説明されており、この医療行為をカバーできるのかが、家族の感じる不安と困惑の要因のひとつでもありました。

「吸引ってそんなにしょっちゅうやらないとダメなんですか…？ 難しいのかな…」とおそるおそる質問をする長女さん。オンライン参加の主治医はカメラオフの状態で、誰に向けて質問したらよいのかわからない雰囲気の中、彼女はあちこちに目線をやりながら、声を絞り出しているように見えました。

「うーーーん…」「えっと…」

誰がどう答える？ という雰囲気の中、歯切れの悪い声が医療者側から漏れ、主治医はPCの向こうで離席されたのか、応答が得られない状況でした。

（入院と在宅のつなぎ目、誰かが方向性を示さないと、ご家族の不安だけが増大しかねない雰囲気だ…病院から伝えられたことと在宅での療養方針をなだらかにつなげて理解していただく必要がある…）——そんなふうに考えました。

今回の在宅医療機関とは方針に関わる相談がしやすい関係だったこ

ともあり、「退院したあとに輸液の量が減れば、分泌物も減るので吸引回数は多くないかもしれないです。入院中に 1,000 mL 輸液していたのなら、急に中止してしまうのも（ご本人が）おつらいかもしれない。在宅の主治医と相談しながら減量したり、皮下点滴といって、管理が難しくない投与方法に変更することも相談できると思います」と発言しました。

点滴は一切中止したい、というのがご家族のご希望だったため、（どう感じられるかな…）と思いながらご家族の返答を待ちました。ご家族からはぽつぽつと、「点滴はしたほうがいいのかどうなのかもよくわかってない」「正直何が本人にとって楽なのか…」、そんな反応が返ってきました。

そこで、皮下点滴という方法があること、その方法であれば管理もしやすいことなどを今一度丁寧に説明しました。「大丈夫ですよ、できますよ」──少しご家族の表情がやわらいだように感じました。

「訪問看護さんがこんなに頼りになるとは思わなかった」

ご家族のご意向を聞きながら、ひとつずつ療養方針が固まっていきました。点滴は退院した時点のご様子で"本人にとって安楽な方法"を検討する。吸引は、退院後に訪問看護師が、実際に在宅で使用する吸引機でご家族に指導を重ねる。

吸引については、面談時のご家族からの「何をどう介護したらよいかを知っておきたい」などしっかりした発言を聞き、手技の習得はそう難しくないだろうと考えました。ただ、退院前、ご家族には多くのミッションがあります。介護ベッドを搬入するための環境整備や、おむつなどの介護用品の調達、退院時に利用する介護タクシーや福祉用具の契約…。様々なサービスを利用するにあたっては、本当に多くの契約をこなさなければなりません。それに加えて病院へ通い吸引指導を受けるのは、少なからず負担になると考え、「家に帰ってからで大丈夫」とお伝えしました。

カンファレンス終盤、長女さんは少し安心した表情になり、「正直、訪問看護さんがこんなに頼りになるとは思わなかった」とぽろりとこぼされていました。

「これって大丈夫なのかがわかると安心できる」

退院の日、初回往診と同時に初回訪問をしました。

介護が未経験のご家族をサポートするべく、ヘルパーも1日2回、訪問看護は1日1回の介入となりました。点滴は皮下投与に変更し1日500 mLへ減量され、浮腫も少しずつすっきりしていきました。輸液量を調整したことで吸引の実施頻度は減り、ご家族も安定した手技を獲得され、ご本人の状態は安定していたため訪問入浴も開始。ご本人の反応も回復し、言葉としては聞き取りづらい状態でしたが、コミュニケーションも楽しまれるまでになりました。

長男、長女それぞれのご家族は泊まり込みで介護にあたり、その日によって主の介護者を交代しながら、"実家に集まりワイワイ過ごす"の延長に"お母さんの介護"が加わったような雰囲気で、にぎやかに介護されていました。おむつ交換やスキンケア、体位の整え方、循環促進のマッサージ、口腔ケアなどを熱心に習得され、ヘルパー介入の回数を減らすことができるほどになったのです。

できすぎ、がんばりすぎ、と感じるほど、ご家族の介護力はぐんぐん高まっていきました。お嫁さんは「本当に（お母さんに）よくしてもらったから。みんな後悔したくないのよね」と語られ、普段一緒に生活しない二家族がぶつかり合ったり、協力を深めたりしながら日々の介護にあたられていました。

とても手慣れた様子で介護を重ねられていても、その一瞬一瞬はすべて初めての瞬間になります。さっきはなかった発赤が今見たらできている、急に痰が増え始めた、眠る時間が長くなり始めた…その時その時の変化のつど、丁寧に"なぜ起こるか""どう対処したらよい

か" "このような変化の場合は看護師に知らせてほしい" という説明をしていきました。

　ご本人の状態が安定していたり、改善に向かったりする際に行う手技であれば、「慣れてきたから大丈夫、細かく説明しなくてもわかる」と説明を省略してもいいかもしれません。でも、終末期は異なります。ご本人の状況は刻一刻と変化します。その変化を家族は体験したことがありません。

　例えば、「手足の先の皮膚の色が紫色っぽく変わってくるかもしれません。太ももとか、膝なんかにも出てくることがあるんですけど、プール上がりの唇みたいな色になってくるのはチアノーゼっていうもので、さすってあげたり保温してあげるといいですよ」「血圧が下がると心拍数が上がってくるのは自然な反応なので、見守ってくださいね。気持ちよさそうなケアはやめる必要ないですよ」、これから起こると予想される変化とその対応、その症状の意味を一つひとつ言葉にして伝えます。

　これまで問題なく行ってきた吸引についても、毎回「吸引した時、ご様子はどうでしたか？ 苦しそうな表情とか、されていなかったですか？ 」などと確認します。些細な変化がそこにあったかもしれません。ご家族が気にされていることがあれば拾い上げ、過剰な心配であればそれをやわらげ、様子をみていいものなのか、対処が必要なことなのかを伝えていきます。訪問のたびに、次の訪問までの安心を置いていく、その繰り返しです。

　「これって大丈夫なのか、痛くないのかがわからないと不安になるから、そういうことかってわかると安心」と、ご家族も一つひとつを丁寧に理解されていきました。

最期まで "気持ちのよいケア" を

　お別れの日となった日の数日前から、血圧が低下し始めました。
　訪問入浴の予定がありましたが、実施するかしないか判断が難しい

状況です。ご家族は「気持ちのよいことは中止したくない、お風呂に入れても後悔するかもしれないし、入れてあげなかったことで後悔するかもしれない」と、複雑な想いで判断しきれない状況でした。

朝に訪問し、その時の様子で判断することを提案し、中止の場合に備えて洗髪器を持参。やはり血圧は前日よりも低値となっていました。「お風呂はやめておこう」——長男さんがしっかり判断されました。医療者が中止を判断することができる場面ですが、主治医も私たち看護師もケアマネジャーもみんな、「苦痛がないようにしたい、気持ちのよいことは絶対してあげたい」という家族全員の意向を理解していたので、"気持ちのよいお風呂をやめるかどうか"はともに悩み、検討する姿勢としたのです。

持参した洗髪器で髪を流し、お身体は家族が清拭をしました。入浴ではなくても心地よさそうに表情が緩むご本人を見て、ご家族もうれしそうでした。

その日の夜、ご家族に囲まれて最期のひと呼吸をし、お別れとなりました。

ぴかぴかでつやつやなお身体、退院からひと月半、余命をひと月も長くしてご家族と過ごされた時間の豊かさは、お別れした時の穏やかで幸せなお顔が物語っていたな、と感じています。

一見すると「淡々とよいお看取りができたケース」に思われるかもしれません。でもその背景には、その先に起こることとそこに伴う不安を予測し、何度でも説明をしていくことの積み重ねがあったように思っています。

Chapter 3

ご様子の変化が見られ始めたら
――手際のよいケアと繊細な観察を継続する

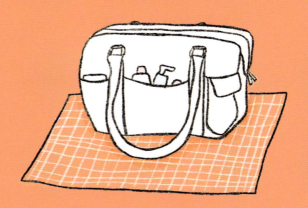

安楽なケアを
継続する

安楽なケアの基本は、手際のよいケアと繊細な観察

　"安楽なケア"と一口に言っても、具体的にはどのようなことでしょうか。清潔ケアや心身のリラクセーション、環境整備、支える家族の心の安定…。支援できるところはたくさんあります。

　その中でも、看護師として鍛錬すれば必ず向上するのは、"手際のよいケアと繊細な観察"ではないでしょうか。

　疾患・病態は様々でも、終末期状態にある方は、少しの労作でも疲労感が強かったり、疼痛や息苦しさなどの不快症状をコントロールされたりしながら過ごされていることが多いです。

　清潔ケアや、必要な医療処置（例えば、チューブ類の固定直しや輸液の管理など）は手際よく短時間で行う必要があります。起き上がれないけれど仰臥位も苦しいなど、場合によってはご本人にとって苦痛の伴う姿勢をとらないと行えない処置もあるので、物品の準備も手早く万全に整え、最短時間で確実に処置やケアをすることが重要です。

　処置のすぐあとには、"療養者さんが目線を落とす先に何か気になるものがあるかもしれない"とアンテナを張ります。例えば、清拭や寝具調整が終わって「背中はゴロゴロしませんか? 何か変なところありますか?」とケアに関連する声かけをされると思いますが、「大丈夫です」と言いつつ目線はチラリと"手元にほしいなぁ"と思うテレビのリモコンにあったり、"いつも手に持っていたい"と思う、よけられたままの

タオルにあったり、足元に丸まった布団が"邪魔だなぁ"と感じていたり。要求したいけれど諦めることもできるような事柄は、いろいろあります。

こういった事柄について言葉にされなくても察知し、「お手元に置いておきますか?」「何か取りましょうか」と、"ご本人にとって理想の環境整備"に努めます。

同様に、衣類やチューブ類、おむつの当たり具合やベッド上での身体の位置など、身体的な違和感にも気を配ります。十分に満足のいくサービスを提供できたか、処置やケアがすべて終わったあとの心地よさ、疲労感を上回る爽快感が得られたかどうか。表情・目線をきちんと見ることで、"不快感を残していないか""新たな違和感が生じていないか"を見逃さず対処します。

どれもとても当たり前のことなのですが、これを徹底し、「平凡を非凡に努める[注)]」ことが、満足度の高いケアや信頼関係の深さにつながると考えています。

"今までと何か違う"様子が現れてきたタイミングを逃さない

ご家族やヘルパーなどの支援者に"この先の心身状態の変化"をお伝えするタイミングは少し難しく、お伝えするにも勇気がいりますよね。

お別れが近づいてくると、心身ともに"今までと何か違う"様子が現れてきます。昨日までは会話も明瞭で意思疎通しやすかったけれど、今朝になって言葉が聞き取りづらい、いびきをかくことが増えた、幻が見えているようなことを言う、みんなにお別れの言葉を言い始めている…。このようなご様子の変化がみられ始めた時は、ご家族や支援

注)実業家、鍵山秀三郎氏の言葉です。「一見意味のないような平凡なことも、非凡な努力を重ねることで成功に導くことができる」という意味と捉えています。

者にこの先の変化についてお伝えし、療養方針についてもご相談する重要なタイミングです。

　看護師は日々の観察からその変化はなぜ起きているかを冷静に察知することができますが、ご家族には緊張や動揺の走る変化です。
　ご本人への関わりは、これまで通り"手際のよいケアと繊細な観察"を継続し、同時にそばにいるご家族や支援者へのサポートが重みを増してくる段階となります。

ご家族の"何もしないこと"への不安を拭う

　経口摂取困難な状態に移行した時、ご家族から「点滴をしなくてもいいのでしょうか?」「何も飲み食いしないのに、お薬を飲ませてもいいのでしょうか?」「あとどのくらいこの状態が続くのでしょうか…?」などと、焦燥感を含んだ様子でご質問されることが多いと思います。
　この段階ではまず、主治医からの重ねての現状の説明と、その上で"何もしないことへの不安"を拭うことが重要になってきます。

　「飲み食いができないのに点滴もしない」「病院じゃないから何もしないんだ…」とつらく感じてしまうご家族もいます。口に出さなくてもそのように思い悩まれる場合もあります。"おそらくそう感じてしまうだろう"と慮り、現状で加える医療は、時に苦痛をもたらす可能性があることを丁寧にご説明します。
　「身体の中で様々な処理をする力(吸収・代謝・循環機能)が落ちてきている(低下している)ので、点滴をするとかえっておつらい状態なんです」というふうに、難しい言葉は使わず「ああ、そういうことか」とわかるような言葉を選びます。
　見守る中で今後起こり得る呼吸の変化や、お別れが近いサインをお

伝えしておくことが、ご家族の不安の緩和につながります（➡ p.74）。

状態が変化する中でも、安楽に過ごせるためのケアをご家族とともに継続する

　傾眠がちになり経口摂取困難になってきた時、内服や点滴などは主治医と相談しながら回数を"間引いて"いくことができますが、口腔ケアやスキンケアなどは、安楽に過ごしていただくために継続が必要なケアです。

　普段はご家族で実施されていたケアでも、ご本人に変化が現れてくるとどう触れていいかわからず、「髭剃りもうまくできない」「お口の中はどうやってきれいにしたらいいの？」「何も出ないからおむつは触っていない」と、介護の様子にも変化が見られてきます。

　髭剃りや顔剃り、吸引器を用いた口腔ケアなどは看護師主体のケアになってはいきますが、ご家族と一緒に、文字通り"手取り足取り"でケアを進めると、ご本人の変化を肌で感じられて、看護師がそこにいなくても心地のよいケアを重ねることができるようになると思います。

　ご家族には、ご本人が安楽に過ごしていただけるためのケアを中心にすることや、普段の生活音の中で安心できる環境にいるんだと感じていただけることが何よりの薬になるとお伝えします。

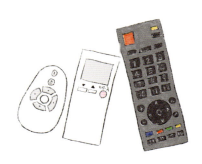

終末期の変化に対応する

訪問頻度の調整は、
圧迫感を感じずご家族が選択できるように

　終末期の様相へ移行する時期は、訪問看護の介入頻度を見直すタイミングでもあります。

　もともと余命宣告されている病状の方や、老衰の進行で介護度が高い方であっても、月に2回、週に1、2回など看護師の訪問頻度は少なめで、ヘルパーなど他のサービスを上手に利用しながら過ごせるケースがほとんどです。

　しかし、呼吸状態や意識レベルに変化が現れると、不安な気持ちや返答の得られないご本人に対し、"どう触ったらいいか"わからず、ご家族やヘルパーだけでの対応が難しくなってくることがあります。そのような状況では、ご家族が自然と看護師のケアを希望されるようになることがあります。

　訪問看護以外の介護支援体制を併せても不足がある場合や、日にち単位で変化が訪れる時期へさしかかった場合は、「明日も伺って、お手伝いしましょうか」とお声かけしています。なんとなく（つまり不必要に）訪問回数を増やすのではなく、看護師によるケア・処置・ご家族への精神的な支援が厚みを増し、必要不可欠であることが前提です。

　「明日から毎日見に来ますね」「訪問回数を増やしましょうか」――このような声かけもありがちですが、利用者側からすれば有無を言わ

せない提案という印象を残す可能性があり、増回すればコストもかかります。

　看護師が毎日来訪すること自体が負担になり得るケースもあることや、様々な事情でそれまでの介護・支援体制を継続されたいご家庭もあることを踏まえて、圧迫感なく支援を選択できるような提案を心がけています。

変化に合わせた介入の調整のため、アセスメントを重ねる

　ご家族が、終末期の変化を自然のなりゆきとして見守ることになじんでいる場合は、医療的に最低限の観察やケア、変化に応じたアドバイスが行える間隔で次回訪問日のご提案をします。

　また、吸引回数の増加や呼吸困難感の増強などによりヘルパーによる支援が困難な状態へ移行した場合は、看護師の介入を増やしていくという流れもあります。ケースに合わせた訪問間隔や訪問頻度を提案できるよう、普段の支援体制や家族による介護力、変化を受け止められているかなどのアセスメントを重ねることが必要です。

　ヘルパーステーションをはじめとした事業所との連携も、欠かせません。ヘルパーステーションにも個性があります。終末期ケアに対応できる体制があるか否か、心身の変化を共有しケアの留意点をアドバイスすることで対応が可能なのかは、できるだけ早い段階で把握しておきます。長いお付き合いで介入はしているけれど、重症化された場合には対応が困難であるなど、事業所の個性によって訪問看護の介入頻度も変化するため、普段の連携やお互いの特性を理解し合う関係の構築が大切です。

Chapter3　ご様子の変化が見られ始めたら──手際のよいケアと繊細な観察を継続する

不安や心配を前提にしない

　病状に変化が現れ、訪問の増回を提案したり、今後の症状の変化や療養方針についての話をする時の声かけについて、特に気をつけていることがあります。

　訪問回数が増えていく時期に「不安だったら明日も見に来ましょうか？」という声かけもありがちではないでしょうか。「不安だったらこうしたら？」「心配なら、こうしておいたら？」という促し方は、よかれと思っての声かけです。でも、人の気持ちは言葉の影響を受けやすいものです。不安や心配があることを前提とした伝え方をすると、実際に相手の不安が増してしまう場合があります。

　「どのような体制にしたら安心できそうですか？」「主治医に何を確認すれば安心していただけそうですか？」などと伺うほうが、不安な気持ちを不必要に感じさせず、相手のその時の思いが見えてきます。ご本人やご家族は、今後の身体の変化のこと、お金のこと、時には「よくわからないけど、とにかくこれからどうなるか心配…」などの素直な不安を表現しやすくなります。

"いつものあの人ではない姿"を見るつらさを慮る

　終末期の段階で週単位の変化が現れるような時期にさしかかると、傾眠がちになり、食欲不振や著しい活動量の低下などが起こります。せん妄も多くみられる症状です。

　「何かつじつまの合わないことを言うようになった」「暑い、寒いを繰り返し訴える」「見えないものが見えるみたい…」──ご家族からこのような訴えを聞いたことがあると思います。

　"いつものあの人ではない姿"を見ることのつらさ、どう応えたら

よいのかわからない困惑、別の世界に行ってしまうような不安と表現できない悲しみ…想像することができるでしょうか。

　ご本人の病状を巻き戻すことはできません。この段階では、ご家族や近しい支援者の心情にしっかりと寄り添うことが必要です。
　せん妄への対処は主治医に相談しつつ、ご家族へも「心身の変化として訪れることがあるもの」としてお伝えします。どのような時に対応に苦慮されるのか、見守り、やり過ごすことができるのか、ケースによって様々です。対応の仕方をお伝えするため、「(対応に)困ってしまう場面はありますか？」と率直にお尋ねすることもあります。

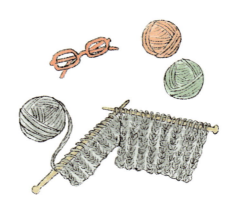

これからの
変化に備える

少しずつ、想像しやすい言葉で伝えていく

　さらに病状が進み、日にち単位で変化が見られる時期では、より傾眠がちになり全身の衰弱が目立つようになります。呼吸状態の変化も現れるため、見守るご家族は（大丈夫かなぁ…）と不安な気持ちが増しやすくなります。

　この時期には、訪問ごとに呼吸状態の変化や意識レベルの変化について、異常なことではなく想定内のなりゆきであることを繰り返しお伝えしていきます。

　呼吸状態の変化については、呼吸間隔の延長や不規則な呼吸、いびきをかくような音、死前喘鳴をそれぞれ細かく説明するというよりも、その様相を模倣して見せながら、「息づかいの変化や移り変わりがある」ことを説明しています。

　意識レベルの変化については、昏睡という言葉で表現するよりも、「眠りが深くなり、ぼーっとしていて寝ているのか起きているのかわからない様子や、目が少し開いているけれど目線が合わない様子になる」と想像しやすいような言葉で説明します。

　他にも、排泄量が減っていったり、血圧の低下や心音が弱くなるなど、時間単位の経過が観察されたら、そのつどしっかりとご家族やその他の支援者へお伝えしていきます。

　ここの説明を丁寧に重ねていくと、どのように見守ればよいかをより具体的に理解していただけるかと思います。

いよいよお別れが近い状況だと知れば、些細な変化にも敏感になりますし、皮膚の色が変化していくのが心配、眠っている時間が増えているのが不安…と、一つひとつの変化がパニックを引き起こす要素になりやすいです。

　"これから起こる変化"を少しずつでもお伝えしていくことで、(ああ、その時が来たんだな、さらに近づいてきたんだな)と徐々に理解されるでしょうし、取り乱すことも減ります。

いつでもバックアップがあることを伝えておく

　これから起こる変化について理解していても、「急に息が止まっちゃったら、どうしたらいいんでしょうか？」と、"その時"にどうしたらよいのかわからない、といったご質問を受けることがあります。

　私がお返事する時の言葉はとてもシンプルで、「呼吸が止まっていると感じたら、お電話くださいね、何時でも、夜中でも」ということだけです。

　呼吸状態の変化をお伝えしていても、疾患や病態によっては"突然"心拍が停止することもあります。

　「息づかいが違うなとか、息している音が弱いな、と思ったら、一度ご連絡くださいね。お電話でご様子をよく聞かせてもらって、どんな状態か、どう見守ったらよいかをお伝えします」と、バックアップがあることをお伝えします。

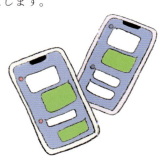

"食べさせることができないこと"に罪悪感を持たせない

　療養生活が進む中で、順調に経口摂取できていた方が、むせ込みやすくなってくる——そのような状況はよくみられると思います。
　これから起こる心身の変化を説明していく中で、飲食に関わることはご家族・ご本人にとっては重要な情報です。
「飲み食いできなくなったらどうするの？」
「むせてしまうのに食べさせていいの？」
「食べなくなったら終わりだ…」
「食べさせ方が悪かったから、むせてしまったのでしょうか⁉」
「食べにくいとは思ったけど、好物だから…。あげないほうがよかったのでしょうか…」
　老衰の変化であっても、病状の進行であっても、だんだんと全身の機能が低下してくると様々な反射も弱くなり、飲み込むための筋肉も痩せてくるので、ただのお水でもむせ込むことがあるということを理解できるような説明が必要です。

　食べることや息をすることは、生きることに直結した生理現象です。
　食べることが困難になった状況に対して、食べさせないことへの罪悪感や、食べられなくなったことでお別れに一歩近づく段階である実感を持ちやすいです。少なくとも、致し方ない変化への罪悪感は色濃くなりすぎないように、受け入れられるようにサポートしていきます。

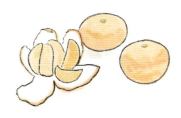

具体的な口腔ケアの工夫をお伝えする

　むせ込みや誤嚥のリスクに対し、経口摂取時の姿勢の調整や、覚醒状態に合わせた口腔ケアなど対処可能なケアはすでに重ねていると思います。しかし、終末期のむせ込みや誤嚥は、ケアをしても起こってくる変化であり、唾液でもむせてしまう可能性があることを併せてお伝えします。

　その上で、むせてしまう場合は経口摂取や普段の口腔ケアを中断すること、湿らせたスポンジやガーゼを軽く絞って丁寧にお口の中を拭うなど、渇きを癒すケアをお伝えします。

割りばしガーゼを使った口腔ケア

　割りばしにガーゼを巻き、ガーゼを水で湿らせて冷凍庫へ。凍ったガーゼを水にくぐらせてから口腔内マッサージなどに使用します（そのまま使うと氷のトゲが痛かったり、粘膜にくっついたりとハプニングが起こることがあります）。

　割りばしガーゼは、ガーゼの厚み次第で口当たりが変わるため、口腔内清拭、粘稠痰の絡め取りなど、用途によって厚みを変えるなどの工夫もできます。

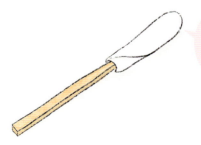

ガーゼが薄すぎると、割りばしが口の中に刺さる感触を与えやすいので、少しだけふっくら作るとgood！

▶ 口腔内清拭

舌苔を除去する時には、医療ガーゼをしっかり巻き付けて割りばしの硬さを利用してこそぎ取ります。ガーゼは少し"雑に"巻きつけて、そのまばらさを利用して舌苔を除去します。

歯ブラシは面が小さく、反復すると痛みを感じやすいです。舌ブラシもよいですが、少々威力が弱いように感じることがあります。

▶ 粘稠痰の絡め取り

内頬や軟口蓋あたりまで沿わせたいので、医療ガーゼをぽってりとやや大きめにします。土台は不織布ガーゼで作り、表面を医療ガーゼにするなどの工夫をすると、うまく作ることができます。口腔ケア用ガーゼを指に巻いて拭き取ることも簡単にできますが、お口の中に手を入れる行為自体が怖いと感じるご家族には活用できる方法です。

渇きを癒すケア

- 水は飲めないけれど氷なら口に置いておける場合、ジュースを凍らせて口に含んでもらうと、渇きを癒すとともにおいしさも感じられます。

クラッシュアイス状にしても摂取しやすいことが多いです。氷が小粒なので口に含みやすくなります。

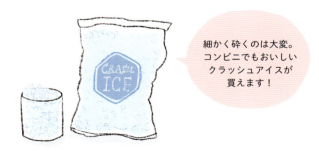

細かく砕くのは大変。コンビニでもおいしいクラッシュアイスが買えます！

- 経口摂取量が低下すると、口腔内はより乾燥します。口唇の保湿も忘れずに行います。

- 洗口液は種類によっては刺激が強く、口腔内を乾燥させやすい場合があるので、含嗽ができない状況では使用を控えます。

- 口腔内の保湿ジェルは塗りすぎると誤嚥につながるリスクがあるので、用法・用量を守りましょう。
  口の渇きが気になりたくさん塗布されるケースをよく見かけます。製品ごとの用法・用量は自分自身の豆知識になるので、そのつどご家族と一緒に調べるようにしています。

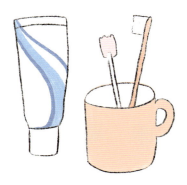

ご家族とともに
安楽を支えるケアを行う

ご本人の意思を想像しながらケアをする

　お別れが近くなってくると、多くの療養者さんはご自分の意思を表出することが難しくなっていきます。

　言葉で伝えることが難しくなり、ジェスチャーで何かを伝えようとする仕草が見られたり、声かけにかろうじて頷いたり、手を振り払ったりと、何かしらのサインを出すことができる状態から、それも難しい状態へ移行します。

　昨日はできたことが今日できなくなっても、昨日からの連続でしっかり生きている。昨日こうした時に痛がっていたな、と知っているのなら、今日もそれをする時に痛いかもしれない、と想像することがとても大切です。おむつの中で尿取りパットの端がめくれている、寝衣寝具がビシッと決まってない（身体のどこかでよれていたり、突っ張られていたり）、暑さ寒さの空調が今ひとつなど、一見不具合はなさそうでも訴えられないだけで不快感があるかもしれない、と考えながらケアに当たります。

配慮が見えるケアを、言葉にしながら行う

　とても基本的なことなのですが、"訴えがないことに対して配慮が見えるケア"を手際よく行うことは、気持ちが悪くない、安楽な状態を維持することにつながります。ケアの際はしっかり声かけをし、

行っていることの説明も加えます。

「背中はゴロゴロしていないかな」

「袖はまっすぐになっているかな」

「おむつ、食い込みすぎてないかな」

「昨日はこっち向きする時に痛そうな顔をしてましたよね、なるべく一瞬で終わらせるようにお手伝いお願いできますか？」

など、配慮していることを言葉にするのです。ご家族も安心しますし、何に配慮すると心地よいのか自然と理解しやすくなります。

　実際、「この間、看護師さんがこう言ってたから、ちょっとこうしてみました」といった言葉もよく耳にします。ご家族はとてもよく見ているのです。私たち看護師のケアからヒントを得て工夫されることも多いので、方法がわかればできることについては、積極的に見本を示して実際にやってみてもらうとよいと思います。

心地よさのためのケア

- 自力で体位交換できない状態にさしかかったら、自動体位交換機能付きエアマットを導入することが多いです。だからといって背部清拭は欠かせません！　背中はベッドに接地し続けています。

- 縫い目が身体に沿っていないと肌着や寝衣がよれたままになります。意識して中心線を合わせ、小さなよれも見逃さず整えます。

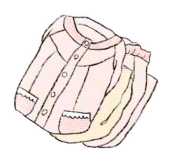

- しわ・よれ・むれは絶対違和感、不快感と思って徹底的になくします。

- 55℃程度のお湯で絞ったタオルを軽くさばきながら温度調節し、清拭に使うと、肌に当てた時にとても気持ちよいです。
  給湯の温度設定ができない場合は、グローブをした手でお湯に触れると"ちゃんとあったかい、ちょっと熱いかな"と感じるレベルが55℃くらいです。

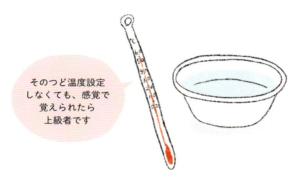

そのつど温度設定しなくても、感覚で覚えられたら上級者です

- お湯で絞ったタオルを使うのは、清拭したい場所によって（皮膚の状態によって）お湯の含み加減も変えられるので、お勧めです。

- 電子レンジで蒸しタオルを作るのもいいですが、何度も当てたい時には本数を多くするか、お待たせするかしかないので、温めている間に別のケアや処置をするような段取りがうまく組み立てられている場合のみにしています。

Case 3 縁をつなぐ

「今すぐ退院したい。話し合いのために入院を延ばされるのは嫌なんだ」——その人の願いは明確でした。数年前に妻を亡くし独居となっていたため、入院中の病院としてはしっかり退院前カンファレンスを行って万全の状態で退院していただく準備を整えていました。そのためには訪問する関係者の予定を擦り合わせる必要があるため、ご本人がすぐ帰りたいと思っても、なかなかそうはいきません。

「何もいらない、帰りたい」

胃がん、肝転移を乗り越えながら通院治療されていた70歳代の男性。肺がんの診断で闘病されていましたが、BSC方針となりました。ご自身の病状はよく理解された上で、「すぐにでも退院したいんだ」と直接ケアマネジャーに連絡を取り、「何もいらないから、帰りたいんだ」と切に訴えました。結局、退院前カンファレンスは中止し、急遽退院予定日を前倒ししてご自宅に帰ることになったのです。

病院の相談員は、退院に向けた段取りが想定外の運びになってしまったため、慌てながらもしっかりとご本人の意向を伺い、「訪問診療や訪問看護、ヘルパーなどに来てほしくないというわけではない、その話し合いのために入院が長引くのが嫌なだけなんだ」と、「何もいらないから、帰りたい」という言葉の真意を聴き取ってくれていました。(とりあえず会いに行こう、会ってみれば必要な支援がすぐに見えるはずだ)と思いながら、ご自宅へ向かいました。

退院日、娘さんがはつらつとした笑顔で玄関の扉を開け、ご本人はリビングでとても清々しい表情、にこにこと満面の笑みで出迎えてくれました。お二人の表情を見た時、(〝何もいらない〟の真意そのままだったのね、本当にただ帰りたかったんだ)と一瞬で感じられました。

一人娘は横浜在住。電車を乗り継ぎ、ここまで片道2時間はかかります。何かあってもすぐに駆け付けられる距離ではありませんが、「うん、もう覚悟はできてる！ 本人も、私も。少しでもお家にいて、万が一の時には横浜のホスピスにと思ってる。…あわよくば最期までここでって思ってるよね、パパ」と、ご本人によく似た朗らかな笑顔であっけらかんと話されていました。

（おお…覚悟の気持ちがみなぎっている…。頼もしいけれど、横浜との距離を埋められるように、そして後悔がないようにするには何ができるかな）と考えながらの初回訪問でした。

退院の翌日から毎日ヘルパーが介入し、訪問看護は週2回、訪問診療は週1回のサポート体制で療養生活が始まりました。

入院中は1回も入れなかったお風呂、気持ちよさそうに長風呂を楽しみ、「家は最高だよ〜」と、常に笑顔いっぱいで過ごされていました。

急激な状態の悪化、できるケアを継続する

退院から3週間が経過した月曜日の朝、お休みをいただいていた私の携帯に、業務連絡の共有情報が入りました。

日曜日の夕方、事務所の留守電に息づかいだけのメッセージが入っていた、事務スタッフが折り返し連絡をしてみると「2時間ぐらい胸が痛くて電話したんだ。もう大丈夫だけど…」という内容だった、というのです。異変時やSOS、営業時間外は緊急携帯に連絡することをしっかり理解され、その行動もとることが可能な方が、営業時間外に誰もいない事務所に電話をしてきたことに違和感を覚えました。

普段のケアを担当することがあったスタッフ（訪問看護2年目）がご本人へ改めて連絡をすると、やはり「今はもう大丈夫」と、同じ内容の返答。

一見、何事もなく体調が回復されたように思えましたが、やはり気になります。普段できるはずの行動ができないほどの異変があったのではないか、スタッフはご本人に状態観察の申し入れをし、同意のもとご様子を確認しに伺いました。

訪問してみると、低酸素状態で仁王立ちのまま全身が硬直し、動けなくなっているご本人がいました。つい先ほどは電話で難なく会話できていたのに…スタッフは動揺したと思います。どうしたらよいか、何からすればよいか、きっと頭の中は真っ白になっていたでしょう。でもしっかり状況報告の電話をくれました。すぐさま往診医へ連絡し、急な脱力に備えて身体を支えるよう指示しました。

往診医は看護師を同伴しすぐに駆け付けてくれたため、複数の手で安全にご本人をベッドへ移乗することができたようです。

この時点から状態は急速に悪化。娘さんやケアマネジャーも駆け付け、ご本人を見守ることになりました。

酸素飽和度は一時的に回復したものの、時間を追うごとに不安定さが増し、数時間後に再度状態が悪化。往診医から「ご様子がさらに悪化し始めたので、サポートに来てほしい」と連絡がありました。

訪問してみると、息苦しさで身の置き所がない様子のご本人を、投薬の準備をする主治医、ご本人を励まし続ける娘さんと心配そうにたたずむケアマネジャーが囲んでいました。

息苦しさはご本人の恐怖感を増します。娘さんは優しく明るく声をかけ続け、症状緩和のための投薬の効果が現れるまで蒸しタオルで胸を温めたり、嫌がって外してしまう酸素マスクを口元で支え続けたり…そこにいた全員でできるケアを続けました。

やがて浅く速かった呼吸が徐々に深くなっていき、お別れが近い様相になっていきました。

つながった電話、つながった縁

娘さんは医師から「会わせたい人がいれば連絡を」と促されていましたが、「きょうだいがいるのは知っているけれど、付き合いがないんじゃないか…そもそもどれが弟さんなのかわからないし、仲がいいのかもよく知らないんだけど…」と、ご本人の携帯電話のアドレス帳を見ながら悩む様子。私は一緒にアドレス帳をのぞき込み、ご本人と一文字違いの名前を発見。「この方じゃない？」と指さしてみると、「あっ、ほんとだ、名前近い！」、見つけたことを喜ぶような、少し緊張したような雰囲気を感じました。

「当人同士しかわからない関係性もあったりするから、ダメもとでかけてみたらどうだろう？ 来たいと思うなら来てくれるだろうし、そうでないなら電話しただけのことだし」――どんなふうにお伝えしたか正確に記憶はしていませんが、もう一押し。娘さんは「そうだよね！」と電話をかけ始めました。

「…なんか、突然だし戸惑ってた感じだった」、電話を切ったあとなんとも言えない少し気まずそうな表情で本人のそばに戻ってきました。

ご本人は小康状態。呼吸の荒さや身の置き所のなさ、酸素マスクを払いのける仕草が断続的に繰り返され、娘さん一人を残してその場を離れることがはばかられる状況が続きました。ご本人と娘さんを心配してまだ付き添い続ける往診医とケアマネジャーに促され、私は一旦退室することにしました。

（弟さん、来てくれるといいな）と思いながら車を走らせ、帰宅したところで往診医から"旅立たれた"との連絡がありました。ドキッとした次の瞬間、「弟さんが来てくれて、娘さんと一緒にいてくれている」と、一気にほっとする情報もいただけました。

「一人だったら、つらかった」

エンゼルケアのご希望があり、再び訪れてみると、娘さんとともにご本人の弟さんが出迎えてくれました。娘さんは「電話してよかっ

た、みんな帰って一人だったらつらかった」と、悲しみと穏やかさが入り混じったような表情で話されました。息苦しさから解放されたご本人の様子に安堵された気持ちと、大切な肉親を失った悲しみ、思ってもいなかった叔父の来訪、喪主とならなければならない瞬間を迎え、ひとつではない感情を抱えてめまぐるしかったに違いありません。

　弟さんは、「歳が近かったから、よいことも遊びもいろいろ一緒にやったし、教わった」と涙ぐみながらエンゼルケアに参加されました。他人には知る由もない、ご本人とだけ分かち合ってきた思い出のエピソード、娘さんも知らなかった“何かの折には顔を合わせる”交流があったことなどは、娘さんが勇気を出して電話をしなければ知り得なかったかもしれないな、と会話を重ねるお二人の姿を見て、どことなくほっとする気持ちになりました。

　「お家で過ごせてほんとによかった、ありがとうございました！」
　最後まで明るく朗らかな娘さんのそばに叔父さんがいてよかったな、と思いながら、また帰宅の車を走らせました。

Chapter 4
看取る
―― ご家族のご意向に沿って
　　お見送りをする

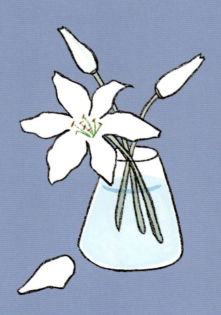

連絡を受け、ご自宅に伺う

医師と情報を共有する

「呼吸が止まったみたいです」

このような電話を受けて訪問する時は、(どんな雰囲気だろう、なんて声をかけたらいいだろう)と、少し緊張するかもしれません。

まずは、「呼吸が止まったようだ」という連絡を受けた事実を主治医に報告します。ご家族からすでに連絡が入っている場合もありますが、看護師からも必ず報告を入れ、同時に情報が共有されていることを確認します。

到着後に使用するペンライトや聴診器は取り出しやすくしておき、エンゼルケアに備えて備品を準備してから向かいます。

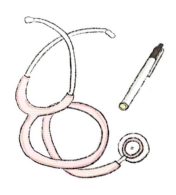

死の三徴候の確認は、ゆっくりと丁寧な所作で行う

　ご自宅に到着し訪問する際には、普段とは違う気遣いを含めたトーンで「こんにちは（こんばんは）、お待たせいたしました」と優しく語りかけるように挨拶をして入室します。

　「先生にもお伝えしてから来ました」

　次いで、余分な言葉はあまり挟まず、ご本人に向かってもう一度「〇〇さん、お待たせしちゃってごめんなさい、拝見しますね」と、ご本人にもそばにいる方々にも語りかけるような雰囲気でベッドサイドに寄ります。

　少しゆっくりと丁寧な所作で三徴候を確認し、その状況をご家族にお伝えします。

　「今、拝見させていただいたところ、瞳は光に反応せず、呼吸の音、心臓の音が聞こえない状態です」

　お伝えした時の反応は様々です。

　「やっぱり、そういうことですか…？」

　「それって、もう亡くなってるってことですか？」

　「本当に止まっているのですか…？」

　「ああ、やっぱりそうなんだ……ありがとうございます」

　半信半疑だったり、受け止められない様子だったり、その時がきたんだと自分に言い聞かせるような様子だったり、あふれる涙をこらえきれない様子だったりと、様々なのです。

Chapter 4 看取る──ご家族のご意向に沿ってお見送りをする

医師による"最期の診察"を行うことを伝える

　それぞれの反応を受け止めながら、しばらくご家族が落ち着かれるのを待つこともありますが、三徴候の確認後はなるべくスマートに"医師による死亡診断を受ける必要がある"ことをお伝えします。

　そのままの言葉では直接的すぎるのと、"診断の結果、ご逝去が確認される"という段取りの意味を尊重し、「先生にもう一度ご連絡させていただいて、最期の診察をしていただきますね」などとお伝えし、その場の空間の"時"をほんの少し進めます。

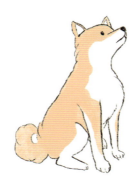

静かに待つ、
ゆっくり進める

ご家族の頭の中の整理を待つ

　主治医が到着するまでの時間は、その時々によって長短あるかと思います。

　主治医の到着に数十分要する場合、ご家族は湧き上がる悲しみや喪失感から、今の想いを止めどなく表出されることもあります。最期の様子、昨日まではこうだった、さっきまでは息をしていたなど、ご家族の頭の中が整理されるまで傾聴につとめます。

　また、近隣にご親族が住まわれている場合などは、「○○さんにもお声かけされますか？」などと、最期の診察に立ち会いたいだろうと思われる方への配慮もしています。

　療養生活に伴走させていただいたからこそ、共有できるご本人の様子や療養中のエピソード、ご本人の好みやご家族への想いなどを聴いたり伝えたりすることで、少しずつご家族も落ち着きを取り戻されると思います。

最期の診察に向け、現実的な流れに触れていく

　悲しみで取り乱した様子が少しずつ落ち着いてきたように感じた頃に、「先生が診察されたら、大切な書類をお作りするので、のちほど少しそのスペースをお借りすると思います」とお伝えし、この先の現実的な流れに少し触れていきます。

「あっ…、診断書ですか」と、すぐにピンとくる方がほとんどですが、動揺されていて意味が伝わらないこともあります。そのような場合には、「最期の診察でご逝去が確認されたら、先生は診断書を作られるので、そちらのテーブルをお借りしてもよいですか？ とっても大事な書類なので、あとでよくご説明を受けてくださいね」などと、ゆっくり静かな口調でお伝えします。この流れから、「このあとって、どうしたらいいんでしょう？」というご質問を受けることが多いです。

　主治医の到着までに時間がありそうな場合は、特にご質問がなくても、「このあとの流れを少しお伝えしていいですか？」と前置きし、「先生が到着されたら、診察をして、書類をお作りになります。看護師がお手伝いできるのは、そのあと皆さんと一緒に最後のお手入れをさせていただくことです。自費のお時間を頂戴することになるので、もしご不要であれば、診断が終わったら退席させていただきます。いかがしましょうか…？」と、なるべく丸く、やわらかい口調で、"不要な場合に断りやすい"よう、検討していただく時間を設けています。

　「お葬儀屋さんはお決まりですか？」
　「先生が到着されるまでの時間で、何かお着せ替えしたいものを見つけましょうか？」
など、医師が到着されるまでの時間でエンゼルケアの要不要を確認したり、情報提供をしたりと、また少し、その空間の"時"を進めます。
　死亡診断前に、その後のお話に触れることに違和感を持つ看護師もいるかもしれません。でも、あくまでも自然な流れで発生した"その後の段取りについて"のお話は、無理に止めることもまた不自然なように思われます。
　順序や手順にとらわれすぎず、この話題を待つべき時は待ち、進める時は進める、ご家族の様子によって柔軟に対応されるとよいと思います。

最期の診察を行う

その場の雰囲気やご家族の様子は
医師にあらかじめ伝えておく

　死亡診断の際、看護師はどのような立ち位置でどう振舞ったらよいのでしょうか。

　ご家族にとっては、大切な人が亡くなったことが現実のものとなる重要な場面です。

　バタンと車のドアが閉まる音──医師が到着した気配を感じたら、「先生がお見えになったようです」と医師を出迎えに玄関に向かいます。ご家族には、なるべくご本人のそばにいていただくよう促しています。

　これは、玄関先でこっそりと医師に耳打ちするためです。

　「動揺されて、まだ生きているのではないか、息を吹き返すのではないかと少し取り乱されている」

　「なごやかにご本人を囲んでお話しされている」

　「あちこちにお電話されていて、少し忙しない様子」

　「ご家族が見ている間に呼吸が止まったようだ」あるいは「気がついたら呼吸が止まっていたようだ」

など、医師が到着するまでのその場の雰囲気やご家族の様子をお伝えするのです。

　この情報があることで、医師はご家族の様子に合わせたお伝えの仕方や言葉の選び方がしやすくなるのではないかな？ と思っています。

一歩下がってサポートに徹する

　医師の入室後は、ご家族や近親者の皆さんにはご本人のそばへ近寄っていただくように促し、看護師はその輪の後ろに立ち、見守ります。

　医師から死亡時刻を告げられ、ご家族への労いや療養中のエピソードを振り返るようなお話があったあとは、それまで和やかだったとしても再び悲しみが湧き上がり、感情的な雰囲気になることが多いです。

　輪の後ろから見守りながら、療養生活を振り返り、これまで見えなかった関係性が改めて見えてきたり、立ち会われたご家族それぞれの思いが垣間見れる瞬間でもあります。自分自身も切なく、悲しみが湧き上がる場面でもあるかと思います。

　こうすればよかった、ああすればよかった、いろいろな気持ちがよぎると思いますが、重要な場面に立ち会っている看護師として、もう一度気持ちを整えてサポートに徹することも必要です。

　大切なのは、一番近しいご家族の心情を察し、看護師としてサポートすることです。寄り添うことで心強く感じていただけるような立ち居振る舞いを心がけます。

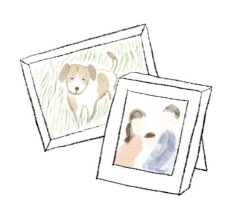

ひとつずつシーンを切り替え、エンゼルケアについての意向を確認する

　医療機関によっては、夜間当直制で初めて顔を合わせる医師が最期の診察をする場合もあります。その場合は特に、診察後の流れを看護師が意識的に作っていくほうがスムーズにことが運ぶように思います。

　看護師からの"きっかけ"で少しずつシーンを切り替えていき、動揺が続いているご家族がひとつずつ必要なことを受け止め、乗り越えられるようにサポートします。

　医師の到着までに様々な確認をする余裕がなかった場合は、医師が死亡診断書を作成し始めた時にきちんとご意向を確認します。

　「先生が診断されたので、ここからは自費の対応となりますが、皆さんでお手入れしたり、お葬儀屋さんにお引渡しするまできれいなご様子を保てるようなケアもできますが、いかがしましょうか？」

　契約時に死後の処置やエンゼルケアについての意向を確認できている場合は、「このあとはお身体のお手入れをさせていただきますね」とお伝えし、ケアに参加されたい方と一緒に準備に移ります。

必要な手配について情報提供をしておく

　退室するまでに、手配のサポートが必要な場合があるものを押さえておくと、ご家族の戸惑いが少なくなるかと思います。葬儀社が決まっていない場合、いくつかご紹介しその場で決まることもありますが、ご家族で相談してから決めたい、という場合もあります。

　気にかけておきたいのは、葬儀社が来るまでのお身体の保全です。お看取りが深夜だったりすると、翌日の日中まで決まらず、ドライアイスの手配が遅れることがあります。季節や疾患によってはドライア

イスの手配を急ぐ必要はないこともありますが、腹腔内に腫瘍があったり浮腫が強くリンパ漏がみられるお身体の状態では、可能な限り速やかに冷却できたり、適切にお身体が保全されるよう納棺師につなぐなどの段取りについて、情報提供を重ねます。

どうしてもその場で決断できない、でも速やかな冷却も必要な場合は、ドライアイスのみ手配されるようにアドバイスしています(保冷材やアイスノン®で代用する場合もありますが、すべてのご家庭で必要量の冷却材があると限りません)。

普段からの情報収集が支援につながる

葬儀社の特徴やその地域による事情で、納棺師が所属されている葬儀社があったり、葬儀社から納棺師を手配する形であったりと様々です。その地域にある葬儀社や納棺師に関する情報を普段から得ておくことも重要です。

日々の看護で精いっぱいかもしれませんが、すべての知識は療養者さんとご家族の支援につながるのです。あの葬儀社さんは遠方から来訪される参列者が宿泊できる、この地域はあの火葬場を利用するなど、動揺と喪失感の中にいるご家族がきちんと選択できるために必要な情報提供につながります。

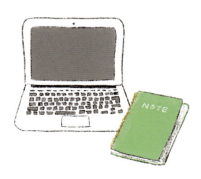

死後の処置を行う

整容ケアは保清と保湿が基本

　ご家族にも療養中からスキンケアの重要性はお伝えしていますが、ご逝去されると、皮膚は経時的に乾燥が進みます。より一層の保湿ケアが重要になります。

　髭剃りや産毛剃りなどは、時間を追うごとに乾燥する皮膚に剃刀を当てることになるため、目に見えない傷を作ってしまうことがあります。乾燥がさらに進むと皮膚の色が変色し、目に見えなかった傷が目立つようになります。

　そのため、死期が近い状態の時から、なるべくお顔周りの保清や口腔ケアと併せて「さっぱりと、素敵にしましょうね」と声かけしながらこまめにケアを重ねます（とはいえ、そういった整容ケアをするには、訪問時間にゆとりも必要になるため、医療処置が多い場合などはなかなか手が回らないこともあるかと思います）。

　エンゼルケアで髭剃りや産毛剃りの必要がある場合は、まず、お顔全体の汚れをクレンジング剤で落とし、蒸しタオルを優しく当てて拭き取り、ワセリンなどで保湿します。その上で、シェービングジェルやシェービングクリームを使い、剃刀は強く当てすぎず最低限の回数で剃り上げます。

　電気シェーバーを使用する場合は、皮膚を擦らずそっと当てるように使います。

　こういったお顔周りのケアに自信がない場合は無理に行わず、保清と保湿をしっかり行い、納棺師へつないでもよいと思います。

お身体を傷つけることは絶対に避ける

　義歯の装着や閉口も、硬直が始まってうまくできそうにない時は無理に行いません。お顔周りの整容は納棺師へつないだほうが仕上がりがよいので、その旨をご家族にお伝えします。

　閉口については、綿を詰めるか、枕の角度とタオルの支えで比較的整えやすいので、お顔にテンションがかかりすぎたり無理な外力を加えたりするような方法は行いません。

　何より大切なのは、"無理に実施してご遺体に傷をつけることをしない"ということと考えています。

　その場で絶対にしなければならないととらわれず、必要最低限のケアは実施し、いかにきれいなお姿を維持したまま、納棺師などの専門職へつなぐかということを、ご遺体の状況を見ながら判断します。

お顔周りのケア

- 水分を少し多めに含ませたタオルでお顔を拭きます。お顔の表面だけでなく、耳は包み込むように全体を、首はデコルテあたりまで拭いて清潔にします。

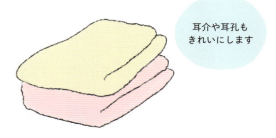

耳介や耳孔もきれいにします

- 眼瞼の皮膚は薄いため、より優しく、力をかけすぎないよう注意深く拭きます。

死後の処置を行う

- 生前同様に、口腔ケアも行います。必要に応じて吸引も実施します。

- 次亜塩素酸ナトリウムを10倍程度に希釈したもので拭きあげます。綿棒を使って眼球・耳孔・鼻孔を拭き、口腔ケア用スポンジやガーゼを使って口腔内も丁寧に拭きます。

- 保湿剤は隅々まで、眼瞼・口唇・耳全体や毛髪の生え際も忘れず塗布します。

- できれば拭髪も行い、ローションタイプの保湿剤を頭皮に塗布します。

- 保湿剤を塗布する時は、張りがなくなっていく皮膚を引き上げるように、下から上(背側から腹側)に向かって手を滑らせます(エステやマッサージでは「上から下」ですが、ここでは逆です)。

メイクはご家族のご要望があれば行う

　エンゼルメイクについては、経験がない、どうやって(どこまで)メイクしたらよいかわからない、という悩みをよく耳にします。難関ですよね。
　エンゼルメイクは何のために行うのかを考えてみましょう。メイクはご家族の希望・要望を伺いながら行うことが重要で、ご家族とともに行うことが心の癒しになる場合は実施しますし、たくさんの方がお顔を見に来られるので顔色をよくしてほしい、などのご要望がある際にも行っています。
　実施する際は、なるべく普段利用されていたメイク用品を使用させていただき、"いつものお色"で仕上げます。

101

メイクよりも大切なのは、ご逝去直後の保湿

前述した通り、皮膚は時間を追うごとに乾燥し、生前のような張りはなくなります。水分が失われた皮膚はメイクののりも悪く、生き生きした様子が損なわれます。

私たち看護師が最後のケアを終えて退室したあとの様子に想像を巡らせてみましょう。生前のような表情を維持するためのベーシックなケアとして、保湿はご逝去直後に必須のケアです。

ご家族には「納棺師さんがお化粧してくださるまでどのくらい時間が空くかわからないので、お顔周りの保湿は皆さんで続けていただけますか?」と"きれいに仕上げるために大切なケア"として、保湿方法をお伝えします。

特に口唇の保湿は、表面だけでなく口唇の内側もきちんと保湿剤を塗布していただくように実践して見せながらご指導します。

「きれいでいてね、ありがとう」と思いを込めながら保湿を重ねていただくことに加え、時間が経つごとに耳や首の後ろなどに死斑が現れてくることもお伝えしておくと、ご家族の動揺が少なくなります。

ケアへの参加は強要しない

全身清拭から更衣、保湿剤の塗布はご家族に参加していただきやすいケアです。

普段から清潔ケアに参加されていたご家族であれば、本当に最後のお手入れになることが実感されるでしょうし、ご本人に直接触れるケアの経験がないご家族でも、タオルを当てるケアであれば抵抗感なく行いやすいです。

それまでの関わりや観察、アセスメントから、（直接触れるケアは怖がっていたな）（戸惑いやすくて看護師が主体に行うことが多かった）、あるいは（手慣れた様子でケアされていたな）などと、情報はまとまっていると思います。

一律に「さあ、やりましょう」と強要せず、ご家族の様子や意向に沿って進めることがポイントです。

清拭は遠巻きに見ているのが精いっぱいな方もいますし、何かしてあげたかったけどできなかったという思いを抱えている方もいます。

「皆さんで隅々までお手入れして、お見送りの準備をしましょう」と悲嘆に暮れるご様子に配慮しながら進め、場合によっては手順を誘導しながら後ろから見守り、ご本人・ご家族だけの時間・空間になるようにつとめます。

遠巻きに見守られているご家族にも、「ご本人が楽なように、お身体を支えるお手伝いをお願いできますか？」と、参加しやすいような部分で誘導することもあります。

「タオルは少し水分を多めに含ませて絞り、その水分をお身体に移すような感覚で、擦らず当て拭きしてくださいね」

「ありがとう、大好き、さみしい、おつかれさま、と皆さんのお気持ちを乗せて拭いてくださいね」

など、技術的にどうやったらいいか迷わないように声をかけ、単にきれいにする作業ではなく、お別れの準備としてケアできるように誘導していきます。

看護師が主導してテキパキ仕上げるのではなく、ご家族がご本人に触れ、様々な回想をしながらお別れの準備をする時間となるよう、見守る姿勢も大切です。

前向きな印象を残す言葉を心がける

　お身体を支えていただきながら背面のケアをする際、体位変換に伴い肺に残った空気の抜ける音が"声"のように聞こえることがあります。大切な人を失って間もないご家族の中には「まだ息をしている!?」と驚かれる方もいますし、動揺する方が多い場面です。

　「耳を澄ませて横にしてみましょうか」

　「今、お声が（最期の吐息が）聞こえましたね、○○○って言ってるみたいですね」

　○○○に入る言葉は、ご本人らしい言葉にしてみたり、"ありがとう"、としてみたり、臨機応変にお伝えしています。

　何も聞こえなかった場合は「余分なものが抜けて、きれいな状態ですね」などと、いずれも前向きな印象を残すようにお伝えすることもあります。

状況によっては"仕上げだけ"をお願いしてみる

　ケースによっては、ご家族がご親族や来訪者への連絡や葬儀手配などに追われて、ケアに参加する時間を確保するのが難しいことがあります。あるいは、看護師に行ってもらいたいと考えている場合もあります。

　「お手入れやお着替えは、看護師のほうで行ってよいですか？」と確認し、希望されれば手際よく丁寧に実施するとよいです。

　全身の保湿剤塗布も看護師が行い、整ったところでご家族にお声かけします。お顔周りの保湿だけ、自然に誘導されると「最後の仕上げができた」という気持ちを残せると思います。

すべてを仕上げて、「このあとは乾燥しないように、気づいたら保湿剤を塗ってあげてくださいね」と"お役目"を残すことだけでもよい場合がありますので、あくまでもケースごと、ご事情やご意向に合わせた手順で行っていきます。

"見せないほうがよいケア"の際は、さりげなく席を外してもらう

希釈した次亜塩素酸ナトリウムを使用するケアは、ついさっきまで息をしていた大切な人が、とても無機質で何か"物"のような扱いを受けているような印象を与えやすいです。

また、鼻腔や口腔はまだしも、眼瞼の内側へ綿棒を差し込み眼球を拭き上げるケアも一般的にはぎょっとしますよね。ですが、粘膜は腐敗が早く始まるため必ず実施したいケアです。ご家族が目にすると印象が強く残ってしまうようなシーンでは、席を外していただく配慮も必要です。

「先におしものケアをしてから、お声かけしますね」とドアを閉めることもあれば、

「先生の書類が仕上がったようなので、どうぞ一旦ご説明を受けてらしてください」

「看護師が行ったほうがいいお手入れから始めていますので、お洋服を選んでお待ちいただけますか？」

「○○（お湯やタオルなど）のご準備、お願いしてもよいですか？」などと、自然な形でご本人のそばを離れることができる流れを作ると、その間に最低限、眼球だけ手早く清拭することができます。

早めにタイミングをはかって違和感なくご家族の動線を誘導すること、これも大事な会話術です。

ご家族によっては、お看取り間際までケアに参加されており、排泄物や身体の変化に理解が深く、抵抗を感じない方もいます。看護師とともに初めから終わりまでケアをしたい様子がうかがえたり、そうしたほうが心が満たされ落ち着くと思われる場合には、無理に離席を促す必要はありませんが、眼球清拭の際は「お目元のケアするので、少しお顔隠しますね」とティッシュペーパーで手元を隠すなどの配慮をします。

消毒液の使用や排泄物の処理は特に速やかに行う

ご家族の目に触れてほしくない処置を速やかに行うには、必要物品（次亜塩素酸ナトリウムや綿棒）が看護師の手元にあることが前提なので、携帯するようにしています。エンゼルケアに入る前に、まだご家族同士がお話ししたり電話をかけたり、医師と会話している間に次亜塩素酸ナトリウム希釈液を準備できるとよいです。

使用後は速やかに片付けると、強烈な消毒液を使用した形跡が印象に残りにくくなるので、そのようにしています。

摘便や尿の圧排は、お看取り間際の状態によって実施するか否かを判断します。

経口摂取がなくても排泄物は蓄積されます。麻薬を使用している方は便秘傾向になりやすいですし、全身状態が悪化してあまり負担をかけたくないため排便処置は頻度が減ることもあるので、想像していたよりも便がたくさん排出されることがあります。

排泄物はなるべくしっかりと処理をすることで、ご遺体の傷みや臭気を防ぐことにつながります。

医療機器の除去は丁寧に、
薬剤の確認・処理も忘れずに行う

　酸素チューブや点滴、膀胱留置カテーテルなどの除去、褥瘡部やストーマの処置、テープや貼付剤の除去も、皮膚に負担をかけないよう剥離剤を使用して丁寧に行います。

　これらは医師または看護師が行う必要がある処置なので、「余分なものはお外ししますね、〇〇さん、おつかれさまでした」と、お声かけしながら手早く丁寧に行います。

　使用していた麻薬類や輸液用のカセットポンプなどをまとめ、医師が回収するもの・薬局が回収するもの・医療機器業者が引き上げるものを分別します。冷蔵庫に保管した座薬も忘れがちなので、この時にまとめておきます。

　その際、ご家族にも、一般廃棄できない薬剤なので回収を待つ、または返却に行く必要があるなど、どう扱えばよいかを説明します。同一法人に薬局がある医療機関では、医師が麻薬類を持ち帰る場合もあるので、連携先の体制を知っておくとよいでしょう。

　普段の訪問時から、処方薬の整理や残数把握をしているとスムーズに片づくので、忘れずチェックしておきます。

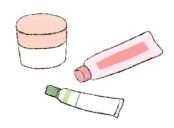

不安を残さない

ご利用終了後の流れをお伝えする

　最後まで意識することは、「あとは何をどうしたらいいのか？」と迷わせないアナウンスを徹底することです。

　「看護師がお手伝いできるのはこれで最後になります、皆さんとお会いできなくなるのはとってもさみしいです。お手伝いさせていただけて本当に光栄でした。このあとはご請求が確定したら改めてご連絡させていただきます」
　「そういうことなんですよね、看護師さんとはこれで最後なんだ、なんかほんとにさみしいですね」
　訪問看護師として療養者さんのケアのための関わりはここで一区切りになることをお伝えすることで、ご家族は介護生活を振り返りながら関係事業者と築いてきたつながりに想いを馳せ、ヘルパーの介入を終了する手配はどうしたらよいか？　介護ベッドはいつ返したらいいのか？　など、現実的に必要な手配に気づくことが多いです。
　お看取りが夜間や休日だった場合は、その後いつ看護師からケアマネジャーに連絡を入れるかきちんと言葉にしてお伝えし、不安を残さないようにします。
　また、酸素濃縮器は主治医が回収の指示をすることや、福祉用具専門相談員や、ヘルパー、訪問入浴の事業所へはケアマネジャーに伝達すればサービス終了の手配がなされることなど、細やかに情報提供をすることで、これから様々な手配に追われるであろうご家族の感じる煩雑さが少し解消されます。

退室時の挨拶は、より丁寧に

　ご本人のケアや環境整備が終了して退室する際には、これまでの療養生活を懸命にサポートされてきたご家族へ向けた、心からの労いが自然とあふれるのではないでしょうか。

　その療養生活のエピソードを間近で見守り共有してきた看護師として、その労いの気持ちをうまく言葉にできなかったとしても、丁寧な挨拶ひとつで、その思いは伝わると思います。

　和気藹々と笑顔も涙も交えながらエンゼルケアを終えた時も、退室される際にはぜひ、「本当におつかれさまでした、ありがとうございました」と心を込めてお伝えし、深々とゆっくり、丁寧に頭を下げてみてください。誠意も、労いも、きっと伝わります。

グリーフケアとしての訪問は、
ご家族のご意向があれば行う

　ご利用が終了となり最後の請求が確定したあと、もう一度ご家族のご様子を伺う機会があります。最後の集金のために訪問する場面です。

　最後に退室した際に笑顔でお別れしていたとしても、大切な人を亡くした喪失感は消えてなくなるものではありません。療養環境だった場所から介護ベッドが回収されたり、その後の葬儀や療養者さんの身の周りの物を片付けるなど、思い出に触れながら様々な感情を巡らせていることと想像します。何をするにも涙があふれ、悲嘆に暮れている場合もありますし、喪失感を抱きながらもそれぞれの日常に復帰されている場合もあります。

　それぞれのご家族のパーソナリティーや日常生活に配慮しつつ、近

況を思いやるグリーフレターを添え、確定した請求書の送付をします。

　集金またはお振込みを選択できるよう記載すると、ご家族が"もう一度看護師と会って介護生活や故人の思い出を共有したい"と感じられている場合は直接訪問に伺い、じっくりとご家族のお話に耳を傾ける機会を得ることができます。看護師もご家族とお会いし、思い出を共有できることは、自分自身のグリーフケアにもなり、お互いが癒される貴重な時間になると思います。

　ただし、グリーフケアとしての後日訪問は必ずしも必要ではありません。療養者さんの年代、家族構成、関係性は様々です。すぐに普段の仕事に戻り、忙しい毎日を送られる方もいますので、どのご家庭でも看護師が後日訪問することが最適な対応とは限りません。大切なのは、ご家族に合わせた距離感で、相手の気持ちを思いやる姿勢と考えます。

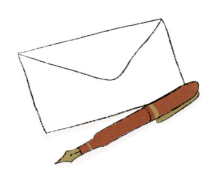

Case 4 家族のペースを守り続ける

　とっても優しく、ふわふわとした可愛らしい20代の女の子が脳腫瘍と闘っていました。都内の病院へ通い治療を受け、有症状時に対処できるよう訪問診療も併用。在宅の主治医の判断で、先々必要になるであろうサポートに向けて早めに信頼関係を築けるようにと訪問看護が導入されました。

　ADLは自立しており、彼女を支えるお母さんとは姉妹のように仲よしで、十分にサポートされていました。訪問看護師は文字通り"出る幕なし"の穏やかな療養。(困った時や疑問が生じた時に思い出してもらえるかなぁ)と、介入頻度の提案に悩んだ記憶があります。(お若いこともあって医療費は3割負担、病院での治療や検査にだってそれ相応の費用負担がある。役に立つと実感できない訪問看護を受け入れてもらえるのかな)(もしかしたら今は契約されないかもしれないな)、そんなふうに考えながら初回面談に伺いました。

月1回の定期訪問、その間にも縮まった距離感

　彼女を宝物のように扱っているお母さん。脳腫瘍の影響でうまく言葉が出なかったり、難しい表現はすっと理解できなかったりする状態の彼女が不安になる要素は、すべて取り除けるように優しく優しく語りかけている様子が印象的でした。

　初回面談は2時間を超えました。ゆっくりと闘病生活の経過に耳を傾け、彼女とお母さんの様子を観察しながら(きっと本人の前では表せない疑問や不安があるのではないか、本人が理解できない話はここでするべきじゃないな)と感じ、「何かうまく理解できないことや、先生に直接相談するのに緊張するとか、そういうことがあった時にはLINE^{注)}を使ってご連絡ください、とりあえず表現してみていただけたら」とお伝えしました。そこから7か月間、月1回の定期訪問が続

きました。

決して病状が安定していたわけではなく、緩徐に進行し、頭痛や吐き気、頭部の腫瘍が増大してくる経過がありました。頻度は少ないものの、そのつど LINE で症状に関する相談を受け、在宅の主治医と情報を共有し、往診時に対処することを繰り返した7か月でした。

直接お会いする機会はとても少ないけれど、最近のご様子や調整された薬剤の効果などの報告をいただけることで、よそよそしさが徐々に薄まっていくのを感じました。時にはおいしいスイーツを食べに出かけた笑顔満点の写真を共有していただくこともありました。その写真はあまりにかわいくて、月1回の定期訪問日では症状云々よりも「あのパフェおっきかったねぇ、パフェが似合いすぎるでしょ」とキャッキャしながら心の距離が近づいていったのを覚えています。

ご本人が怖がることや、理解が追いつかずにのちのち「あれってどういうこと？」と悩ませてしまいそうな相談事は極力 LINE での会話で済ませていましたが、直接言葉を交わして相談したい、でも本人に聞かせないほうがよさそうな話も時折ありました。そんな時は、彼女のお姉さんが本人を見てくれている間に、電話で相談を受けることもありました。

病状の進行、その先を見据えての情報を小刻みに伝える

ある時、これまでのように薬剤調整を重ねてもなかなか頭痛と吐き気がコントロールできず、服薬が困難になり一時的に入院することになりました。退院前にオンラインでカンファレンスが行われ、久々に画面越しにお母さんと対面しました。

お母さんは病院から参加され、病院の主治医と相談員と一緒に映し

注）筆者のステーションでは、24時間加算契約がある方にはステーションの公式 LINE をご案内しています（個人情報を扱うため、個人の LINE ではなくセキュリティ対策がされている公式アカウントを使用）

出されていました。（あ、お母さんだ、お顔見れた、うれしいな）、単純にそう思い、思わずにこにこしていた私を見て、お母さんは明らかに安心したように表情をほころばせ、つられ笑い。（こんなふうに、顔を見るだけでほっとし合える関係になっていたんだなぁ）と、しみじみ感じた瞬間でした。

　退院時に CSI（持続皮下注射）が導入され、症状はコントロールしやすくなっていました。ルート管理のため介入回数が必然的に増えることになったのですが、在宅の主治医は「医者が行くより看護師さんが行ったほうがいいでしょう、これからもっと必要になってくるし」と、往診を月2回から月1回の訪問頻度に落とし、往診の入らない週は訪問看護が介入することになりました。
　在宅の主治医とは密に連携を続けていたので、相談を重ねながら病状の進行や取り入れられる医療処置について、どのタイミングでどのように説明するかなども話し合っていきました。お母さんの病状に対する理解度、変化していく病状を受け入れる準備ができているかどうかをはかり、精神的な支援を重ねながら、それを主治医と共有することで、往診での対応につなげていくことの繰り返しです。

　この頃には、吐き気のために経口摂取が困難になっていくことが予想されたので、栄養や投薬経路の確保が可能な手段について選択できるように、しっかりと情報を伝えていかなければならないと考えていました。
　一方で、お母さんの「悪くなっていくのを考えたくない。家族みんな、とても怖い…」という言葉が気になっていました。いずれきちんと向き合わなければならないことはわかっているけれど、穏やかな日々に病状の悪化という変化が訪れると想像すること自体が怖く、悲しく、動揺してしまう、家族みんなにそういう気持ちがあったのでしょう。そのため、新たな提案も病状の悪化を際立たせる印象が勝っ

Chapter 4 看取る──ご家族のご意向に沿ってお見送りをする

てしまい、受け止められないのではないか、病院の主治医が提案する
のを待つほうがいいか、少しだけ悩みました。

　（いや、とことん説明するしかない、お母さんのペースに合わせて
何度でも、小刻みにでもこの情報に触れていただくことから始めるし
かない。病院での提案が先行したら、わからない言葉も聞き返せずに
きっと混乱の気持ちでいっぱいになるだろう。少しでも知っておけ
ば、病院から提案された時に落ち着いて疑問や質問も表現できるだろ
う）──これまでのお母さんとの LINE、電話、訪問時の様子を思い
起こしながらそう考えました。

　在宅の主治医と連携しながら少しずつ、いずれ必要になる経管栄養
や CV ポート、PICC（末梢穿刺中心静脈カテーテル）についての情報
提供を重ねました。

　頭部の腫瘍は加速度を増して増大していきました。しかし、ご家族
にとって"宝物である彼女"のケアや観察は、お母さん、お父さん、
お姉さんが丁寧に心を込めて実施されていたため、患部の皮膚状態を
画像で情報共有し、看護師からアドバイスを重ねることで訪問看護の
訪問回数は増やすことなく対応することが可能だったのです。

　状態が比較的落ち着いている間、ケアはご家族で十分対応できまし
たが、外へ外へ大きくなる腫瘍が頭蓋内でも増大し、ますます吐き気
が激しくなり、再び入院することになりました。

　これまでの経緯と現在の病状から、病院の相談員も残された時間が
短いことを察し、必要な処置（栄養・投薬経路の確保）が速やかにな
されて退院できるよう、院内でも繰り返しミーティングをしたそうで
す。

　病院の主治医から CV ポート留置の提案について電話を受けた時、
お母さんは面会から帰るバスの中でした。懸念していた通り混乱し、
不安でいっぱいの涙声でそのことについて電話がきました。CV ポー

トは皮膚に器具を埋め込む処置ですから、いくら事前に説明を受けていても、不安になるのは当然かもしれません。

「かわいいあの子の身体にこれ以上傷がつくかもしれないのに、あんなタイミングで、バスの中で説明を受けたってわからない…でも少し話は聞いていたから、あのことかって思ったけど、もっと詳しく教えてほしい」──傾聴しながら落ち着きを取り戻すのを待ち、インターネットで画像を探し、その写真を LINE で共有しながら説明をしました。どこにどのくらいの傷ができるのか、処置の時間はどのくらいか。管理の仕方もそれをサポートできることも詳しくお伝えしました。

（悩む間もなく受け入れなければならない処置とわかっているだろうけれど、理解しないと安心はできない。必要だったら家族全員に説明しに行こう）、そう考えながら電話と LINE を交互に使い、その日の遅くまで説明を続けました。

"宝物の彼女"のケアは家族の大切な時間

翌日以降、退院に合わせて自費の介護ベッドの手配もサポートしました。入院中にさらに増大した頭部の腫瘍は、自宅でケアがしやすい方法を調べ、事前に準備するものをお母さんと打ち合わせました。在宅の主治医と外用薬の選定もし直し、ようやく退院の日を迎えたのです。

入院前と違い、起き上がることもできないほど体力が低下し、頭部の腫瘍も大きくなっている彼女でしたが、声をかければ目を開けて、優しくて可愛らしい笑顔を向けてくれました。

つらい泣き言はひとつも言わず、「ありがと」「うれしい」「大丈夫」が口癖のような彼女。お母さんは毎日丁寧に身体を拭き、1日2回、頭部の腫瘍をケアしました。

訪問看護は週2回の介入へ変更し、CV ポート針や CADD（携帯型

Chapter4 看取る——ご家族のご意向に沿ってお見送りをする

精密輸液ポンプ）交換などの医療機器管理に加え、長い髪と頭部の腫瘍をしっかり洗浄できるよう床上洗髪が"一大イベント"となりました（イベント？って思うかもしれません。でもご家族とは、この言葉が共通語になっていたのです）。

　腫瘍は日に日に増大し、その表面は脆く滲出液も絶えず、彼女の長くてさらさらした髪の毛に絡みついていましたが、お母さんのケアで想定よりもきれいな状態を維持していました。

　苦痛のないように身体や頭部を支え、たっぷりお湯を使うためには助手が必要。お父さん、お母さん、看護師、3人体制で心を込めて週1回、洗髪しました。全員で気合いを入れて、「よし！ 気持ちよくきれいにするぞ！」と笑顔を交わしながらそれぞれがテキパキと、でも優しく、脆弱な腫瘍を傷つけないように丁寧に洗いました。

　彼女自慢の（お母さんの自慢でもある）長い髪、滲出液の臭気が少しでも取り除けるようにと全員が真剣そのものでした。絡みやすい毛先まで妥協することなく丁寧にとかし、彼女らしい三つ編みお下げのヘアスタイルまで仕上げると、「はぁ〜、よかったねぇ、きれいになったね、気持ちよかったねぇ」と、穏やかな表情でうとうとする彼女をのぞき込み、大人たちは満足感を口にするのでした。

　大変なケアでも、愛情深く同じ方向を目指してご家族と協同して行うケアは、看護師としても充実感を感じました。

　頭部の腫瘍には出血が見られるようになり、手入れも困難さを増しましたが、お母さんから患部の画像を共有されていたので、そのつど見守り方やケアの工夫をアドバイスし、週2回の訪問を最後まで続けました。

　（毎日洗ってあげられたらな、毎日行けばお母さんが少し楽になるんじゃないかな）——そう思うこともありましたが、"宝物の彼女"のお世話をすることは、お母さんにとって何よりも大切な時間だとわ

かっていましたし、本当に困った時は SOS を出してくれることも知っていました。

　訪問した時は「ちゃんと保湿もしまくってる、保湿保湿って言いながらベタベタ触りまくるの（笑）」と普段のケアの様子を聞かせていただき、（かわいくてたまらないのね、たくさん触ってイチャイチャしてるなぁ）とお母さんのお茶目な表情を見ながら気持ちがほっこり。本人の体力や覚醒状態に合わせたケアを日々行っているお母さんから様子をよく伺っていたので、これが最適な介入ペースだったと感じています。

最後まで、"少しでもできること"を

　血圧が低下し始めた時、お母さんから血圧計の数値の画像が送られてきました。（これはすぐにそばに行ってサポートしなければ）と思い、「お母さん、今から様子を見に行っていいですか？ 血圧が下がっているので、先生にもお伝えしてから向かいます」とお伝えし、主治医に報告してから向かいました。

　（お父さんはまだ仕事のはず、お姉さんは就職先の研修で遠くにいるからお母さんしかいないはず…）、ひとりで彼女を見守る心細さを想像すると、（そばにいなければ）と強く思ったのです。

　ご自宅には、主治医が先行して到着していました。お別れが近い状態なのは明らかでした。

　動揺するお母さんに寄り添いながら、口腔内に溜まった唾液をシリンジで吸い上げ、"少しでもできること"をしながら、お母さんにはご家族を呼び戻していただきました。少しでも何か、できることを…──主治医も同じ気持ちだったと思います。

　主治医が吸引機を取りに離席している間に、大きなけいれん発作が起こり、彼女は旅立ちました。

お母さんの悲しみ、混乱、後悔、あらゆる感情を受け止めながら、エンゼルケアを始めるまでにずいぶん時間を要した記憶があります。

最後の最後まで、お母さんは優しく丁寧なケアをしました。

看護師の出番など、ほぼなかったと言っていいほど。

訪問頻度は多くはなかったけれど、その間を埋める情報と感情の共有が絶えなかったので、最後まで頼りにしていただけたのだと感じています。

（お母さん、どうしているかな？）と、思いを馳せることは今も続いています。

処理できない気持ち

　医療従事者である限り、"想像と違う別れ方"にも遭遇すると思います。思い描いたのと違う最期、もっと何かできたんじゃないかと苦悩する最期。
「搬送しなければよかった」
「もっと話を聞けばよかった」
「もっと説得できればよかった」
もっと、もっと…。

　どれだけ対話を重ね、信頼関係を築いていても、ご自宅でお看取りが叶わず、搬送先でご逝去となるケースもあります。
　「できることなら、家で最期まで過ごしたい」と意向を聞くことができていても、いざ何かの有害事象が起こった時に、搬送がよいのか、このまま自宅で過ごすことがよいのか、悩むことがあります。
　ご本人の意識はしっかりしていて治療の余地があるように感じられるかもしれないけれど、心身の機能的には耐えられないかもしれないという判断の難しい状態の方もいます。

　例えば、間質性肺炎で入退院を繰り返し、余命を告げられていても、慢性的に息苦しさを感じている方の場合、病状が深刻な状態まで進んでいてもそれを自覚しにくいことがあります。
　「呼吸が苦しくなければなんでもできるのに…」と過ごすうちにも、病状は確実に進んでいきます。
　やがて酸素飽和度が低下し、普段であれば安静で回復していたのになかなか回復せず、「入院すれば改善するかもしれない」と一縷の望みをかけて救急車に乗り、そのままお別れになってしまう場合もあります。

Column

　搬送には、もちろん本人の意向だけでなく、医師の判断や、安楽に護られる環境が必要であることなどを総合的に見て決断されますが、それでも後悔は残ることがあります。

　他にも、入院中になんらかのコミュニケーショントラブルがあり、十分な病状説明や選択肢が得られず、余命宣告のショックから癒えないまま退院された方が、そのまま何も選ばない（選べない）まま、衰弱していくこともあります。
　原疾患ではなく、気力を落としたまま“衰弱死”の一途を辿るという方もいます。
　もっと上手に介入できていれば、もっとしっかり言葉にしていれば…など、後悔はつきません。

　でも、このような葛藤や後悔は、忘れてはいけない経験だと考えます。何ができるか、何ができたかを考え、悩むことこそが必要なサポートだったと、振り返る日が来るのではないかと思います。
　私自身、前述したケースのような場面に何度か遭遇してきました。
　その時は、そのつど全力で対応してきたつもりでも、結果的に何か消化できない気持ちを処理できないまま、日々が流れるように過ぎていくこともあります。
　すっかり過去の出来事になったとしても、思い出すと、また悩むのです。あの時どうしていたらよかったのだろうか、と。

　感傷的になったり、くよくよしたり、お看取りの場面で涙を流したりすることは、“プロではない”と言う人もいるかもしれません。
　しかし、くよくよしても涙を流しても、関わった療養者さんとご家族にとって大切なことは何かを常に考えながら寄り添うことができれば、それはプロの仕事といえるのではないでしょうか。
　見て、看て、考え、ともに悩むことを、これからも続けていきたいと思っています。

謝辞

この本の執筆にあたり、感謝を伝えたい方がたくさんいます。

何者でもない訪問看護師ですが、必然の出会いを重ねて大切な経験と学びを皆さまにお伝えできる形に整えることができました。

章ごとに目を通し、誤解のないようきめ細やかなアドバイスをくださったセントワークス株式会社の広瀬純子さん

やさしいイラストで本の内容をより豊かに表現してくれた、おおにし みきさん

最初から最後まで諦めず、ずっと寄り添い続けてくれた医学書院の品田暁子さん

Caseで紹介し、多くの看護師に学びをシェアすることを快諾してくださった療養者さんのご家族と、身をもって様々なことを教えてくださった療養者の皆さま

看護師としてこのような表現の場を得るまでに多くの学びを与えてくださった、これまで出会ったすべての師と関係者、療養者の皆さまに心からの感謝をお伝えしたいと思います。

Appendix

訪問看護師のバッグの中

聴診器や血圧計など基本的なもの以外で、あると便利なものをご紹介します。

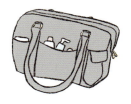

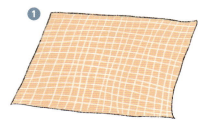

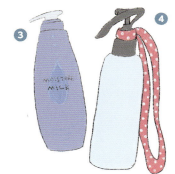

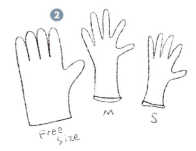

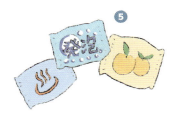

❶ **レジャーシート**（100均で購入、2分の1サイズにカットし全スタッフに配付、安い！）
訪問先のお宅に訪問バッグを直置きしないようにしています。
訪問バッグと自分の上着くらいは丸めて上に置けるので、便利です。

❷ **グローブ数種類**（プラスチックグローブやニトリルのピッタリフィット系を2サイズと、キッチン用のペラペラしたもの）
あえてサイズ違いのグローブを2種常備しています。作業中に汗をかいて交換したい時にワンサイズ大きいもののほうが装着し直しやすいので、ピッタリサイズのものの他に1サイズ大きめのものもあると便利。
また、ケア中に頻繁に吸引が必要だったりする時に、さっと重ねて使用後廃棄、惜しみなく使えるキッチン用の安価なグローブもあるといいです。

❸ **保湿剤**（贅沢品でなくてもOK！）
保湿剤の準備がない療養者さんもいますよね、でもせっかくケアしたならきちんと仕上げたい。そんな時に安価でたっぷり使える市販の保湿剤を持っておくと、「こんなボトルで売っている、こんな保湿剤が便利ですよ」とお勧めできますし、その場で塗布量や塗布方法をアドバイスできます。

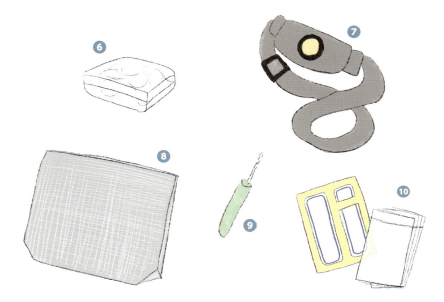

❹ アルコールスプレー（市販の手指消毒スプレーボトルに、ペットボトルホルダーを
ドッキングさせて襷掛けで携帯すると便利。かわいいストラップで気分を上げましょう）
必ず携帯するもの、頻繁に使用するものは便利にかわいく持ちたいものです。

❺ 炭酸発泡入浴剤（外包ごと麺棒で叩いておくと、かけらを使いやすい。
さらにジップ付ビニールに入れて持ち歩き）
足浴などの部分浴で、すこーし気分を変えていただけるかな? とか、温浴効果を高めた
いな、というケアの時に。1個は多いですが少し使いたいという時にぜひ。

❻ ピーラーで削った石鹸（小さなタッパーなどに入れて持ち歩き）
限られた時間で、流れを止めたくないケアの時ってありますよね?「ボディーソープあり
ますか?」とバタバタしたくない時にさっと使えるので便利です。次から用意していただ
けるようにご説明しながら、ケアの手を止めないで済みます。

❼ ヘッドライト（お願いだからペンライトを口にくわえないで!）
耳孔清掃や爪切りがしづらい、尿道口が見えにくい…そんなお悩みにはこれさえあれば。
スマートで効率的なケアが実現できます。

❽ 保温バッグ（100均でも、冷凍品購入時の包装でも）
レンジでホットタオルを作ったものの、お身体に当てるまでに冷めちゃう…のを防ぎます。

❾ 一番細いドライバー（ドライバーセットで一番需要のない、ほそ〜いやつです）
ペットボトルの蓋に穴を開けて、シャワーボトルを作るのに便利です。

❿ 小分けのビニール袋とラベル（簡易的に薬を一包化）
薬が一包化されていない場合、薬がバラバラ、取り出すのが大変な人も多い。主治医
と薬局に対応してもらうまでのつなぎとして。

おわりに

　療養者さんとご家族との対話や丁寧なケアを重ねていき、最期のお別れをする時には、看護師であるあなた自身が家族のような、あるいは家族以上の存在となっていることもあるかと思います。それは訪問看護という仕事のひとつです。
　その仕事をさらに豊かなものにするためには、看護の勉強ばかりでなく、様々な外の世界に目を向けてみてください。魅力的なあの人、話題のニュース、昔読んだ本、お気に入りの映画や心地のよい音楽…まったく興味のないものですら、いつかどこかで出会う療養者さんやご家族の心をほぐす話題のきっかけになるかもしれません。

　自分自身の価値観にとらわれすぎず、看護師として訪問する私たちがニュートラルな状態で、そのご家庭、ご家族、ご本人の価値観に触れてみてください。
　ケアの技術や細かな知識は、専門書やインターネットでいつでも得られるし、振り返ることができます。でも、看護ケアに必要な感性を深めることができるかは、あらゆることに柔軟に、しなやかに触れてみることを楽しめるかどうか次第なのだと思います。

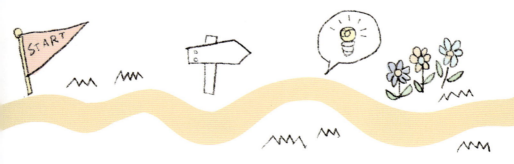

療養者さんやご家族は、私たちと出会う前にも豊かな人生があり、様々な経験を重ねてきた生活者です。ある日を境に"患者"になり、"療養者"になり、事業所にとっては"利用者"となり、私たち訪問看護師と出会います。
　それが"よい出会いだった"と感じられる存在でいたいと思っています。
　よい人と出会ったな、と感じるのはどんな時ですか？ 刺激になったり、心が豊かになったり、とても助かったり、癒されたり、自分のことをよくわかってくれる、そんな人と出会うと"ラッキーだな""出会ってよかったな"と感じるのではないでしょうか。
　人としての豊かさ、想像力の豊かさを身につけながら、療養者さんにとって"出会えてラッキー"な存在になっていけるとよいと思っています。

鈴木沙織

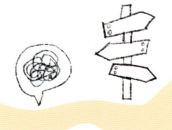